Gereimte Homöopathie

Eine Arzneimittellehre in Versen

W0275066

Angela von Büdinge

3., aktualisierte Auflage

5 Abbildungen

Karl F. Haug Verlag · Stuttgart

Bibliografische Information der Deutschen Bibliothek

Die Deutsche Bibliothek verzeichnet diese Publikation in der Deutschen Nationalbibliografie; detaillierte bibliografische Daten sind im Internet über http://dnb.d-nb.de abrufbar

Anschrift der Autorin:

Dr. Angela von Büdingen
Ekkebertstr. 5
79117 Freiburg

1. Auflage 1997
2. Auflage 2004

© 2008 Karl F. Haug Verlag in MVS Medizinverlage Stuttgart GmbH & Co. KG
Oswald-Hesse-Str. 50, 70469 Stuttgart

Unsere Homepage: www.haug-verlag.de

Umschlaggestaltung: Thieme Verlagsgruppe
Umschlagabbildung: Angela von Büdingen, Freiburg
Zeichnungen: Angela von Büdingen, Freiburg
Satz: medionet Publishing Services Ltd., Berlin
Druck: Offizin Andersen Nexö Leipzig GmbH

ISBN 978-3-8304-7287-2 1 2 3 4 5 6

Wichtiger Hinweis: Wie jede Wissenschaft ist die Medizin ständigen Entwicklungen unterworfen. Forschung und klinische Erfahrung erweitern unsere Erkenntnisse, insbesondere was Behandlung und medikamentöse Therapie anbelangt. Soweit in diesem Werk eine Dosierung oder eine Applikation erwähnt wird, darf der Leser zwar darauf vertrauen, dass Autoren, Herausgeber und Verlag große Sorgfalt darauf verwandt haben, dass diese Angabe dem **Wissensstand bei Fertigstellung des Werkes** entspricht.
Für Angaben über Dosierungsanweisungen und Applikationsformen kann vom Verlag jedoch keine Gewähr übernommen werden. **Jeder Benutzer ist angehalten**, durch sorgfältige Prüfung der Beipackzettel der verwendeten Präparate und gegebenenfalls nach Konsultation eines Spezialisten festzustellen, ob die dort gegebene Empfehlung für Dosierungen oder die Beachtung von Kontraindikationen gegenüber der Angabe in diesem Buch abweicht. Eine solche Prüfung ist besonders wichtig bei selten verwendeten Präparaten oder solchen, die neu auf den Markt gebracht worden sind. **Jede Dosierung oder Applikation erfolgt auf eigene Gefahr des Benutzers.** Autoren und Verlag appellieren an jeden Benutzer, ihm etwa auffallende Ungenauigkeiten dem Verlag mitzuteilen.

Geschützte Warennamen (Warenzeichen) werden **nicht** besonders kenntlich gemacht. Aus dem Fehlen eines solchen Hinweises kann also nicht geschlossen werden, dass es sich um einen freien Warennamen handelt.
Das Werk, einschließlich aller seiner Teile, ist urheberrechtlich geschützt. Jede Verwertung außerhalb der engen Grenzen des Urheberrechtsgesetzes ist ohne Zustimmung des Verlages unzulässig und strafbar. Das gilt insbesondere für Vervielfältigungen, Übersetzungen, Mikroverfilmungen und die Einspeicherung und Verarbeitung in elektronischen Systemen.

Inhalt

Vorwort

Das Interesse unserer Bevölkerung an Klassischer Homöopathie ist in einem ständigen Wachstum begriffen.
Damit wächst auch der Bedarf an verständlich geschriebener homöopathischer Literatur.

Warum aber eine Arzneimittellehre in Versen?
Der homöopathische Büchermarkt umfasst bereits eine große Auswahl sehr brauchbarer Arzneimittellehren.
Doch wie so oft wirkt die Vielfalt der dargestellten Mittelbilder – besonders für Neueinsteiger – eher verwirrend.
Mit den Reimen hat es eine besondere Bewandtnis:
Gereimtes prägt sich leichter ein. Nicht umsonst werden häufig Gedichte auswendig gelernt, nur selten Prosatexte.
So kann auch in der Homöopathie die Reimform als Gedächtnisstütze dienen. In diesem Rahmen darf natürlich keine erschöpfende Behandlung der Mittelbilder erwartet werden. Knapp und treffend führen uns die Verse wie ein roter Faden durch die Arzneimittelbilder und ermöglichen so einen neuen, humorvollen Zugang zum Mittelbild.

Daher wendet sich diese „Arzneimittellehre in Versen" an alle, die Freude daran haben, sich der Homöopathie auf diese etwas ungewohnte Weise zu nähern und sich die Kraft des Reimes beim Lernen zunutze machen wollen.

Darüber hinaus ist es eine amüsante Lektüre für jeden homöopathisch interessierten Leser.

Für die Anregungen, seine fachkundige Beratung und Unterstützung bei der Entstehung des vorliegenden Bandes möchte ich meinem Kollegen Siegfried Schwarz ganz herzlich danken!

Angela von Büdingen

Aconitum napellus

Blauer Eisenhut

Beschwerden, heftig und akut,
Beschert der blaue Eisenhut!

Schnell wie ein Sturm kommt Aconit –
Der Schmerz nimmt den Patienten mit.

Das Fieber steigt, er leidet Pein –
Bei Aconit muss das so sein.

Und liebe Freunde, merkt euch immer:
Bei Nacht sind die Beschwerden schlimmer!

Erregbar ist das Nervsystem –
Dieser Patient ist unbequem!

Nie sind die Ängste, die ihn drücken
Durch den Verstand zu überbrücken;

Er fürchtet sich vor Menschenmengen,
Die Zukunft scheint ihn zu bedrängen;

Dann sagt er auch noch – welch' ein Graus –
Die eig'ne Todesstund' voraus!

Wer kann die Furcht, die Ängste schildern –
Doch leider sind sie kaum zu mildern!

Musik stimmt Menschen froh und heiter –
Bei Aconit hilft sie nicht weiter;

Im Gegenteil, vertieft die Trauer –
Man stößt an eine Trübsal-Mauer!

Von Qual gezeichnet das Gesicht –
Jedoch die Angst verlässt ihn nicht!

Die Schmerzen geben ihn nicht frei,
Taubheit und Kribbeln sind dabei.

Beschwerden machen kalte Wind',
Wenn diese auch noch trocken sind!

Er möchte kaltes Wasser trinken,
Verliert die Kraft, droht zu versinken.

Die Haut ist trocken stets und heiß –
Trotz Hitze fehlet ihm der Schweiß.

Hat großen Durst auf kaltes Nass.
Gesicht: abwechselnd rot und blass.

Beim Aufrichten vom Sitzen, Liegen
Kann leicht er eine Ohnmacht kriegen.

Erwacht er aus der Ohnmacht wieder,
Dann drücken ihn die Ängste nieder ...

Der Aconit-Patient ist bang,
Im Kopf schmerzt ihn der Blutandrang.

Wie heißes Band liegt's um die Stirn,
Es kocht die Hitze im Gehirn.

Der Husten trocken, rau, kruppös,
Und der Patient ist sehr nervös!

Krampft es und zuckt in den Gelenken,
Muss stets an Aconit man denken.

Der Stuhl ist schleimig, blutig, grün,
Spärlich und blutrot der Urin.

Liegt aus Furcht die Mens darnieder –
Mit Aconit kommt schnell sie wieder.

Der Fieberkrampf beim Kinderzahnen
Sollt uns an Aconit gemahnen.

Was Aconit schafft auf der Stelle,
Ist Sulfur für die chronischen Fälle!

Ist endlich er beschwerdefrei,
So fehlt ihm doch noch allerlei.

Dem Hypochonder Aconit
Gib dann gleich ein Placebo mit!

Die Angst folgt ihm auf Schritt und Tritt –
So ist das halt bei Aconit!

Aesculus hippocastanum

Rosskastanie

Pfortaderstau und Hämorrhoiden,
Verzagt, verdrießlich, unentschieden,

Die Schleimhaut trocken und auch rau,
Stets findet man venösen Stau.

Wässrig, dünn der Schnupfen fließt,
Und kalte Luft quält überdies.

Die Nase schnäuzt sie oft und viel,
Die Luft erscheint ihr als zu kühl.

Oft schwillt die Schleimhaut an mit Brennen –
Die Kranke kann man reizbar nennen.

Gar häufig ist der Hals vereitert,
Die Rachenvenen sind erweitert.

Drum merke: ist der Hals entzündet,
Aesculus oft es überwindet.

Dieses gilt besonders, falls
Rau, brennend fühlt sich an der Hals.

Wie Nadelstiche schießt der Schmerz,
Plagt die Patientin afterwärts.

Am Anus trock'ne Hitze brüllt,
Ist wie mit Stiften angefüllt;

Der Stuhlgang trocken ist und hart,
Mit Rückenschmerz gar oft gepaart.

Bei Völle, Hitz' und Trockenheit
Des Anus ist es an der Zeit,

Mit Aesculus zu therapieren.
Sollt' Rückenschmerzen sie verspüren

Im Lumbo- und Sacralbereich,
Da denkt an Aesculus man gleich!

Hinter Symphyse ein Pulsieren?
Dann muss man Aesculus probieren!

Bei unserm Mittel Aesculus
Sind Hämorrhoiden fast ein Muss.

Pfortaderstau ist hier der Grund –
Sonst wäre sie vielleicht gesund!

Durch die venöse Kongestion
Bilden sich auch Varizen schon;

Viel Müdigkeit nach kurzem Gehen –
Die Krampfadern sind gut zu sehen!

Viel hämorrhoidales Leiden
Lässt sich mit Aesculus vermeiden!

Wenn Collinsonia nicht genügt –
Mit Aesculus sich alles fügt!

Aethusa

Hundspetersilie

Voll Gewalt und Heftigkeit
Zeigt sich das Aethusa-Leid.

Sind Magen und auch Darm betroffen,
Darf man auf Petersilie hoffen!

Kein Durst – Milchunverträglichkeit?
Da wissen wir sofort Bescheid:

Jetzt muss schnell Aethusa her,
Sonst verläuft die Krankheit schwer!

Milch wird alsobald erbrochen,
In Klumpen, die nach Käse rochen;

Koliken suchen heim den Bauch –
Der Stuhl ist dünn und grünlich auch.

Ausschlag auf der Nasenspitze –
Beschwerden schlimmer stets durch Hitze.

Ärgerlich ist er, unzufrieden,
Unkonzentriert ist er entschieden;

Zu geistiger Arbeit nicht bereit –
Stattdessen Schwäche, Schläfrigkeit ...

Unfähigkeit zeigt sich zum Denken,
Ausschläge an den Handgelenken.

Entkräftung, große Ängstlichkeit,
Schwindel mit Benommenheit.

Im Hinterkopf kneift hart der Schmerz,
Trotz kaltem Schweiß klopft stark das Herz.

Die Augen blicken starr nach unten –
Bauchschmerzen wie zusamm' gebunden.

Man kann bei epileptischen Krämpfen
Den Zustand durch Aethusa dämpfen!

Agaricus

Fliegenpilz

Ein alter Mensch, voll von Verdruss,
Braucht sicherlich Agaricus!

Schlaff sind die Muskeln und die Haut,
Das schütt're Haar ist schon ergraut.

Kopfweh bei Säufern, nach Exzessen?
Gleich soll den Fliegenpilz er fressen!

Natürlich nur in Potenzierung!
Das Mittel hilft auch bei Erfrierung.

Bei Frostbeulen mit Jucken, Brennen,
Kann gleich Agaricus man nennen.

Eisnadeln scheinen zu durchbohren,
Die Zehen jucken wie erfroren;

Und im Delir ist zu betonen:
Verliert den Sinn für Dimensionen;

Die Pfütze hält er für den See!
Kennt keine Furcht, ist ziemlich zäh!

Bei Menschen, die zum Veitstanz neigen,
Zuckungen und Grimassen zeigen,

Im Fieber häufig delirieren,
Die Muskeln beben und vibrieren,

Bei Krämpfen der Muskulatur
Greift zu Agaricus man nur!

Lungenentzündung, Tbc,
Manchmal tut auch die Leber weh;

Besonders nach den Menopausen,
Drückt's die Gebärmutter nach außen,

Nach unten ziehen starke Schmerzen –
Unregelmäßig klopft's am Herzen!

Unsicherheit zeigt er beim Gehen,
Fühlt wie geschlagen sich im Stehen.

Benimmt sich hässlich und verrückt –
Zerschmeißt Geschirr, wenn es ihm glückt!

Bei starkem Speichel-, Tränenfluss
Da gibst du gleich Agaricus!

Gar heftig muss er auch noch schwitzen,
Bei Anstrengung, sogar im Sitzen.

Die Wirbelsäule ist empfindlich,
Vom Licht wird's dem Patienten schwindlig.

Diagonal sind die Beschwerden –
Exzesse können ihn gefährden!

Allium cepa

Zwiebel

Die Träne mild, der Schnupfen beißt –
Das Mittel Allium cepa heißt!

Die Zwiebel reizt, das ist erwiesen,
Die Nase, und schon muss man niesen!

Außerdem ist zu erwähnen:
Die Augen brennen und sie tränen.

Nasenabsonderung ist scharf –
Der Kranke schnäuzt sich bei Bedarf.

Und dennoch fließt die Träne mild
Beim Allium-cepa-Krankheitsbild.

Heiserkeit, der Husten hackt,
Im Kehlkopf kitzelt's ganz vertrackt.

Durch Einatmen von kalter Luft
Den Husten gleich hervor man ruft.

Heuschnupfen im August am Morgen,
Macht häufig dem Patienten Sorgen.

Als Folge von durchnässten Füßen
Muss er mit Schnupfen, Bauchweh büßen.

Wässrig, reichlich Schnupfen fließt,
Vom Aug' die Träne sich ergießt.

Verschlechterung im warmen Zimmer –
Da wird das Niesen immer schlimmer!

Geht's an die frische Luft hinaus –
Gleich ist es mit dem Niesen aus.

Aloe

Aloe

Bei schwachen Menschen und bei alten,
Muss man an Aloe sich halten.

Entkräftet und phlegmatisch auch;
Der Flatus rumpelt laut im Bauch.

Beim Windabgang er Brennen fühlt –
Besser, wenn er mit Wasser kühlt.

Im Stirnbereich der Kopfschmerz sitzt,
Der schwache Kranke häufig schwitzt.

Sein Kopfschmerz bessert sich im Kalten –
Den Stuhlgang kann er oft nicht halten.

Beim Pupen kann es ihm passiern,
Dass er auch Stuhlgang tut verlieren.

Nie kann er sich ganz sicher sein:
Sind's Winde? Kotet er sich ein?

Früh treibt ihn Durchfall aus dem Bett,
Nach Essen eilt er zum Klosett ...

Juckender Husten in den Wintern,
Die Hämorrhoide schmerzt am Hintern.

Hart drängen sie hervor wie Trauben –
Schmerz will ihm die Besinnung rauben ...

Lahmheit und Zieh'n in den Gelenken,
Prostata sich und Uterus senken.

Inkontinenz verstärkt bei Alten –
Sie können den Urin nicht halten.

Schleimklumpen, zäh und wie Gelee
Tun ihm in Hals und Anus weh.

Im Rektum fühlt er ein Pulsieren,
Meint einen Pfropf am Steiß zu spüren.

Wenn's hinten wund ist oder brennt,
Und der Patient zum Lokus rennt,

Mit Aloe von den Beschwerden
Kann ihm sofort geholfen werden!

Alumina

Tonerde

Er scheint gealtert vor der Zeit,
Die Schleimhaut neigt zu Trockenheit,

Zeigt meistens psorische Diathese,
Tendenz der Muskeln zur Parese.

Kurzum, das Gegenteil von fit:
Es ist das chronische Aconit!

Die Muskeln scheinen nichts zu taugen –
Er stolpert bei geschloss'nen Augen.

Oft fehlt es ihm an Lebenswärme;
Links schmerzt die Kolik im Gedärme.

Kartoffeln werden nicht vertragen –
Schwer liegen diese ihm im Magen.

Hat ein Verlangen, ist versessen,
Auf Dinge, die nicht gut zum Essen,

Wie Kreide, Kalk, Gewürz und Kohle,
Die seinem Bauch nicht sehr zum Wohle!

Die Zeit ihm nicht vergehen mag –
Es scheint die Stunde wie ein Tag.

Gefahr besteht, dass er umbringe
Sich selbst beim Anblick einer Klinge.

Dasselbe kann sehr wohl geschehen,
Bekommt der Kranke Blut zu sehen.

Wer an Psoriasis muss leiden,
Kann dies mit Tonerde vermeiden!

Fühlt der Patient sich gar zu kläglich,
Der Hautjuckreiz wird unerträglich,

Durch Bettwärme wird's schlimmer eben –
Dann sollst du Alumina geben!

Arme und Beine schlafen ein,
Brüchige Nägel müssen sein.

Die Nasenspitze voll von Rissen –
Probleme gibt es auch beim Pissen:

Muss heftig wie zum Stuhlgang pressen!
Kann sein' Identität vergessen.

Reichliche, scharfe Leukorrhöe
Fließt transparent, wie Fäden zäh.

Erkältung setzt sich fest im Kopf,
Das Baby kann nicht auf den Topf!

Ärger mit künstlicher Ernährung?
Im Säuglingsbäuchlein gluckert Gärung?

Wird auch der Stuhlgang schon zur Qual –
So ist's das Mittel unsrer Wahl!

Bei Alumin-Konstitution
Heißt Thema eins: Obstipation!

Der Enddarm häufig ist gelähmt,
Das Rektum schmerzhaft wird gedehnt.

Bei Alten, Schwangeren und Kindern
Kann man mit Alumina lindern,

Beschwerden, die Verstopfung bringt –
Darmlähmung mit Erfolg bezwingt!

Ammonium carbonicum

Hirschhornsalz

Für träge Frauen, die auch fett,
(Meist sitzt sie oder liegt im Bett ...),

Für fette Frauen, die auch träge,
(Damit sie sich auch mal bewege!)

Bei Grippehusten zu empfehlen;
Auch, sollte Diphtherie sie quälen!

Die hämorrhagische Diathese
Zeigt sich als Schwäche der Gefäße,

Die Venen sind gar oft erweitert,
Am Nagel Panaritium eitert.

Schwach ist sie, schläfrig und livide;
Probleme auf jedem Gebiete ...

Nachts ist die Nase meist verstopft;
Das Blut vom linken Nasloch tropft,

Oft nach dem Waschen, nach dem Essen –
Scheint häufig Dinge zu vergessen!

Langsame Reaktion, fast dumm,
Hautflechten um den Mund herum.

Geschwollen ist der große Zeh –
Er schmerzt und tut ihr höllisch weh!

Nach hartem Stuhl fühlt sie Ermattung –
Abneigung gegen die Begattung!

Furchtsamkeit und Unvernunft
Trübt den Blick auf die Zukunft.

Dem Leben ist sie abgeneigt,
Was sich in ihren Ängsten zeigt.

Die Mens ist klumpig, schwarz, profus,
Das Reißen plagt Gelenk und Fuß!

Sie geht einher mit starken Schmerzen –
Die Schwäche zeigt sich auch am Herzen!

Abneigung fühlt sie gegen's Baden –
Wasser könnt' der Gesundheit schaden!

So kommt es, dass sie nicht sehr reinlich,
Und ihr Geruch ist meistens peinlich!

Atembeklemmung nimmt sie mit,
Wenn sie den warmen Raum betritt;

Sobald sie Treppenstufen steigt,
Verschlimmerung sich heftig zeigt!

Anacardium

Ostindischer Elefantenlausbaum

Oh, wie boshaft und gemein
Kann der Anacard-Mensch sein!

Er ist von Wahnideen besessen,
Doch geht's ihm besser nach dem Essen.

Geschwächt das Denken und die Sinne,
Oft glaubt er selber, dass er spinne.

Hört Stimmen weit weg und von Toten,
Und neigt zu Warzen an den Pfoten.

In seiner Brust sind – ach – zwei Seelen!
Konzentration scheint ihm zu fehlen.

Lacht taktlos über ernste Dinge,
Das Aug' verschatten blaue Ringe.

Zum Fluchen treibt ihn ein Verlangen –
Vor Prüfungen hat er ein Bangen!

Der Arbeit ist er abgeneigt,
Die Haut Ekzem und Warzen zeigt.

Argwöhnisch der Patient agiert,
Glaubt Körperteile bandagiert.

Lähmungsgefühl befällt die Knie;
Es quält nervöse Dyspepsie.

Leeregefühl spürt er im Magen –
Essen behebt sein Missbehagen.

Erfolglos bleibt des Stuhles Drang –
Er ist frustriert, doch sitzt er lang.

Sein Stuhlproblem: er ist verstopft!
Der Sphinkter krampft wie zugepfropft!

Der After juckt, ist feucht sogar,
Beim Stuhlgang nässt die Prostata.

Schmerzen, als wollt man einen Pfropfen
Ihm in die Eingeweide stopfen!

Essen erleichtert alle Schmerzen –
Bei Schnupfen klopft's am alten Herzen.

Ist das Gedächtnis sehr geschwächt,
Der Mensch ist boshaft und auch schlecht,

Nur Essen bessert rundherum –
Dann gib ihm Anacardium!

Antimonium crudum

Grauspießglanz

Für Menschen, reizbar und verdrossen,
Die ihr Leben nie genossen,

Schon in der Jugend dazu neigen,
Einen Fettansatz zu zeigen,

Bei diesen sollte man erstreben,
Antimonium crud. zu geben!

Der Appetit ist mangelhaft,
Doch wird er fett – wie er das schafft?

Warmes Wetter, wie auch Feuer,
Erschöpft ihn, ist ihm nicht geheuer.

Unfähig, Sonne zu ertragen –
Durch Brot, Gebäck, Beschwerd' im Magen.

Nach Überfressen Dyspepsie!
Depression, Melancholie,

Ärger, Reizbarkeit dazu –
Irgendwo drückt stets der Schuh!

Rings um die Lippen, um die Nase,
Zieht sich Entzündung, Pustel, Blase,

Auch Risse, Pickel oder Krusten;
Im warmen Zimmer muss er husten.

Wie Sulfur hasst er kaltes Baden,
Obwohl ihm Sonn' und Hitze schaden.

Dennoch kann er daran denken,
Im Selbstmordwahn sich zu ertränken!

Oft fehlt der Schmerz, wo er erwartet –
So ist Antimon. crud. geartet!

Gelüst nach Essig und nach Saurem –
Aufstoßen schmeckt nach Unverdautem.

Doch Saures schlägt ihm auf den Magen –
Kind kann Berührung nicht ertragen.

Nach jedem Essen Flatulenz;
Kaltbaden unterdrückt die Mens.

Durchfall und Verstopfung auch,
Wechseln ab in seinem Bauch.

Brennen und Jucken in der Brust,
Ist impotent – es fehlt die Lust!

Auf den Sohlen, an der Hand,
Warz' und Hühneraug' sich fand.

Belegt die Zunge, weiß und dick;
Er neigt zu Ärger, Ungeschick.

Auch Schläfrigkeit bei alten Leuten
Kann Antimonium crud. bedeuten!

Antimonium tartaricum

Tartarus emeticus – Brechweinstein

Schwäche, Schweiß, Benommensein
Verursacht unser Brechweinstein!

Erkrankungen des Atemtraktes:
Gar heftig den Patienten packt es!

Mit Ipecac. – 's liegt auf der Hand –
Ist Tartarus sehr nah verwandt!

Tief in den Bronchien rasselt Schleim –
Er kann sich nicht davon befrei'n ...

Dass er nicht kann husten ab,
Bringt den Patienten fast ins Grab!

Den Aufenthalt in feuchten Räumen
Sollte er, wenn's geht, versäumen;

Er bringt dem Kranken neues Leiden –
Dies sollte tunlichst man vermeiden!

Vor allem wird der Husten schlimmer
Beim Eintritt in ein warmes Zimmer.

Bei Tartarus muss man erwähnen:
Auf Husten folgt nicht selten Gähnen.

Belag der Zunge ist bekannt:
Dick-weiß, pastös, mit rotem Rand.

Durst er verspürt auf kaltes Wasser,
Und das Gesicht wird immer blasser.

Zwar trinkt er wenig, aber oft,
Erleichterung er sich erhofft.

Doch kann ihm eins nur Bess'rung bringen:
Abhusten heißt's vor allen Dingen!

Nach Saurem hat er ein Verlangen,
Bei Obst und Äpfeln angefangen.

Doch schlechter geht's nach allem Sauern –
Man kann den Armen nur bedauern!

Ist's Cholera, sind's Brechdurchfälle?
Gib Antimonium tart. ihm schnelle!

So mancher Fall von Cholera,
Wär' ohne Weinstein nicht mehr da!

Ist das Atmen stark erschwert,
Hat Tartarus sich auch bewährt.

Speziell bei Lungenemphysem,
Drohender Lähmung und Ödem.

Erbrechen, Würgen, Übelkeit,
Schafft dem Patienten neues Leid.

Rechtslage bessert das Erbrechen,
Am Steiß fühlt Zerren er und Stechen.

Wie ein Gewicht zieht's ihn hinab –
Benommen ist der Mensch und schlapp.

Muskeln sind schmerzhaft kontrahiert,
Beim Urinier'n er Brennen spürt.

Bei Bilharziose, Parasiten,
Wird Verschlimmerung vermieden,

Erspart dem Kranken viel Verdruss,
Gibt man sofort ihm Tartarus!

Tartarus löst den Muskelkrampf –
Erleichtert so den Todeskampf.

Apis mellifica

Honigbiene

Schwellung, Jucken und auch Brennen
Kann man als Leitsymptome nennen –

Symptome, die man oft verglichen
Mit Folgen von Insektenstichen.

Stechender Schmerz, Schwellung und Röte
Bringt dem Patienten arge Nöte.

Doch Schwellung, Jucken und auch Stechen,
Kann man mit Apis unterbrechen!

Es schwillt die Haut nach Bienenstich,
Er winselt und ist weinerlich.

Entzündet schwillt die Nasenspitze –
Dem Apis-Kranken schadet Hitze!

Schleimhaut und Haut ödematös,
Und der Patient ist sehr nervös!

Müdigkeit fühlt er im Gehirn,
Es bohrt der Schmerz durch Kopf und Stirn.

Eitrige Konjunktivitis,
Geschwoll'ne Mandeln, Pharyngitis,

Erysipel, Durstlosigkeit –
Mit Apis schnell davon befreit!

Haut ist empfindlich auf Berührung;
Gefühl wie von Zusammenschnürung;

Abdomen wie geprellt, voll Wunden –
Mit Apis ist das schnell verschwunden!

Durchfall, als sei der Anus offen –
Da kann man nur auf Bess'rung hoffen ...

Verschlimmerung an Nachmittagen –
Wärme kann er nicht vertragen.

Nachmittags Frost mit Durst und Fieber –
Der Schweiß bricht aus und trocknet wieder.

Erstickungsangst, Kehlkopfödem,
Kaum kann die Qualen man anseh'n ...

Bei Unterdrückung von Ausschlag
Bringt Apis schnell ihn an den Tag,

Denn Masern, Scharlach – ich sag's ehrlich
Sind ohne Ausschlag sehr gefährlich!

Die Tränensäcke schwellen dick;
Und der Patient hat kein Geschick:

Oft lässt er Teller, Gläser fallen,
Am Boden hört man sie zerknallen ...

Pulsatilla, Kali. bi. –
In vielem Apis gleichen sie!

Zum Beispiel: Die Beschwerden wandern
Von einer Stelle gern zur andern.

Apis und Puls.: durch Hitze schlimmer,
Und besser geht's im Freien immer!

Inkontinenz – wer kann das leiden?
Mit Apis lässt sie sich vermeiden!

Es heißt, er kann nur urinieren,
Wenn er zugleich lässt Stuhl passieren;

Spärlich, die letzten Tropfen brennen,
Oft muss er zur Toilette rennen ...

Und dieses, Leute, merkt euch nur:
Apis akut – chronisch Nat. mur.!

Argentum nitricum

Silbernitrat, Höllenstein

Ist einer zittrig, fällt leicht um,
Braucht er Argentum nitricum!

Schlimme Krankheit fürchtet er,
Die Angst macht ihm das Leben schwer!

Ist ausgetrocknet, abgezehrt,
In Eile stets, nie unbeschwert;

Nervös und ängstlich, fühlt ein Bangen,
Hat starkes Süßigkeitsverlangen.

Hitze kann er nicht vertragen,
Denkt, sein Verstand wird bald versagen,

Schwindel mit Summen in den Ohren,
Und der Geruchssinn geht verloren.

Gastritis kann Beschwerden machen,
Gefühl, ein Splitter steckt im Rachen.

Oft fühlt er sich gar stranguliert!
Er unwillkürlich Harn verliert.

Hohe Häuser, Menschenmengen,
Scheinen arg ihn zu bedrängen.

Die Glieder sind ihm schwer wie Blei,
Am Berg ist er nicht schwindelfrei!

Die Augenlider eitern, schwillen,
Verschwommen sieht er ohne Brillen.

Bei GO, Konjunktivitis,
Hilft's, und bei Sängerlaryngitis;

Heiserkeit, Husten nach dem Singen –
Impuls, zum Fenster rauszuspringen.

Mag Salz und Käse, ist verrückt,
Auf Zucker, auch wenn's nachher drückt!

Kaum kann die Schmerzen er ertragen,
Die in der Magengrube nagen;

Die Bauchauftreibung ist immens –
Wässriger Stuhl mit Flatulenz;

Muss aus dem Magen Luft aufstoßen,
Und zwar in Mengen, ziemlich großen.

Das Essen wird nur halb verdaut ...
Ziehen in der gespannten Haut.

Der Arme leidet Qualen, drum
Gib ihm Argentum nitricum!

Blutung zwei Wochen nach der Mens –
Beim Mann dagegen Impotenz!

Erwartungsangst treibt oft ihn um –
Hier ähnlich wie Gelsemium!

An frischer Luft, die klar und kalt,
Geht's dem Patienten besser bald.

Jedoch vor Wärme jeder Art,
Bleibt besser dieser Mensch bewahrt!

Arnica

Bergwohlverleih

Nach Verletzung, Traumata
Gibt man am besten Arnica,

Um die Schmerzen zu vermindern
Und schlimme Folgen zu verhindern!

Nach einem Sturz, wenn er gefährlich,
Ist Arnica ganz unentbehrlich!

Dort, wo dem Mensch droht Sturzgefahr,
Hoch im Gebirg wächst Arnica.

Es passt besonders für die Fälle,
Wo an irgendeiner Stelle

Durch Schmerz gestört des Menschen Glück –
Selbst, wenn das Trauma weit zurück ...

Stets, wenn Verletzungsfolge droht,
Bringt Arnica den Fall ins Lot!

Bei Muskelüberanstrengungen
Den Schmerz zu lindern, ist gelungen.

Als Hausmittel hat immer schon,
Arnica lange Tradition!

Doch nach dem Simileprinzip
Verwendet, ist's erst recht uns lieb!

Bei Schmerz nach Extraktion von Zähnen
Muss man Arnica erwähnen.

Eiterung kann man vermeiden,
Gibt man Arnica beizeiten!

Gliederschmerzen, wie geschlagen,
Das Bett scheint hart, kaum zu ertragen.

Gehirnerschütterung mit Schmerzen,
Angina pectoris am Herzen;

Der Schmerz zieht bis zum Ellenbogen!
Verstaucht, verrenkt und wie verzogen,

Wie geprellt und wie geschunden
Wird der Gliederschmerz empfunden.

„Mir geht es gut!“, hört man ihn sagen,
Obwohl ihn starke Schmerzen plagen.

Hat Angst, man könnte ihn berühren,
Die Haut zeigt Gruppen von Geschwüren,

Furunkel auch; er liegt sich wund,
Nach faulen Eiern schmeckt's im Mund.

Rot das Gesicht, der Kopf ist heiß,
Körper und Arme kalt wie Eis;

Milch lehnt er ab, und Fleisch wohl auch,
Durchfall, Tenesmus quält den Bauch.

Husten mit Herpes im Gesicht,
Berührungsangst speziell bei Gicht.

Erleichterung vor allen Dingen
Kann ihm nur flaches Liegen bringen.

Nach der Entbindung, das ist klar,
Bekommt die Mutter Arnica!

Arsenicum album

Arsen

Schwach, es fehlt die Lebenskraft,
Die Angst ihm große Qualen schafft.

Bei nächtlicher Verschlimmerung
Denkt gleich man an Arsenicum.

Gar heftig seine Schmerzen brennen,
Trotz Furcht kann man gereizt ihn nennen.

Vergiftungen durch Leichengift
Und Fleischvergiftung ihn betrifft.

Brennen nach Mahlzeiten im Magen,
Kann Eis und Obst nicht gut vertragen.

Wässrige Früchte und Melonen
Sollt' meiden er, will er sich schonen.

Wärme bessert die Beschwerden –
Durch Kälte kann's nur schlimmer werden!

Todesfurcht ihn oft befallt –
Doch interessiert er sich für Geld!

Die peinliche Genauigkeit
Erinnert an Arsen allzeit.

Kann Essgerüche nicht ertragen,
Kalt' Wasser liegt wie Stein im Magen.

Beschwerden hat er an der See,
Die Kopfhaut juckt und tut ihm weh.

Sein Durst ist stark und unstillbar –
Es plagt ihn Magen-Darm-Katarrh.

Trinkt viel, doch wenig auf einmal,
Der Magenschmerz wird ihm zur Qual.

Aufstoßen: brennend, sauer, ätzend,
Geruch: wie faulig und zersetzend.

Anasarka und Aszites –
Dem Kranken geht es schlecht, man sieht es!

Blass, trocken ist die Haut, mit Falten,
Und schlechter geht es ihm im Kalten.

Bei Ruhelosigkeit mit Brennen
Und Schwäche muss Arsen man kennen!

Aurum metallicum

Gold

Schwerer Depressionszustand
Mit Selbstmordneigung ist bekannt!

Sein Körperbau ist eher kräftig,
Die Depression ist ziemlich heftig.

Bei Pleiten in Geschäftesdingen
Der Aurum-Mensch will um sich bringen.

Um den Selbstmordwunsch zu stutzen,
Ist Aurum sicherlich von Nutzen!

Vergiftung durch Mercurius?
Aurum macht mit den Schäden Schluss!

Es muss die Syphilis desgleichen
Den Wirkungen des Goldes weichen.

Arteriosklerose macht's;
Alle Beschwerden schlimmer nachts.

Sobald die Sonne untergeht,
Geht es ihm schlecht, bis auf sie steht.

Auch bei retardierten Knaben,
Die athrophierte Hoden haben,

Bei mürrischen, lebensmüden Alten
Kann Aurum seine Kraft entfalten!

Bei weiblicher Sterilität
Mit Aurum eine Chance besteht.

Wird Hodenschwellung Mannes Qual,
Ist Aurum Mittel unsrer Wahl!

Eitrig-ekle Otorrhöe,
Die Augen lichtscheu und tun weh;

Halbsichtigkeit ihm widerfuhr,
Die unt're Hälfte sieht er nur.

Beim Mundgeruch der Pubertät
Der Jugend man zu Aurum rät.

Bei Herzerkrankungen indessen
Darf auch man Aurum nicht vergessen!

Gefühl, das Herz hört auf zu schlagen,
Ab sackt das Blut in Bauch und Magen.

Unregelmäßig ist der Puls und schwach,
Der Bluthochdruck hält ihn in Schach.

Sklerose, Herzhypertrophie,
Heilst du mit Aurum oder nie!

Speziell bei Lebensüberdruss
Ist Gold ein absolutes Muss!

Baptisia

Baptisia tinctoria – Wilder Indigo

Baptisia tinctoria
Ist heimisch in Amerika.

Bei fiebrig-septischen Zuständen
Muss man Baptisia verwenden.

Gedunsen das Gesicht und rot –
Man fürchtet gar, es naht der Tod ...

Sieht aus, als habe er gesoffen –
Kaum kann man auf Genesung hoffen ...

Sehr schnell ist der Krankheitsverlauf,
Das Fieber klettert hoch hinauf;

Der Kranke ist erschöpft, zerschlagen,
Kann Sätze nicht zu Ende sagen:

Während der Antwort übermannt
Der Schlaf ihn, was er nie gekannt!

Der ganze Körper schmerzt wie wund,
Für Unruhe ist dies der Grund.

Der Wahn, das Bett sei ihm zu hart,
Arnica mit Baptisia paart.

Gefühl, der Körper sei zerstückt –
Er sucht die Teile wie verrückt ...

Im Bette gleitet er nach unten –
Es schmerzt der Körper wie von Wunden.

Der Stuhl ist blutig, dünn und stinkt,
Der Kranke ins Delir versinkt.

Die Zungenmitte braun belegt,
Sonst weiß, am Rand sie Papeln trägt.

Absonderungen riechen faul,
Es stinkt der Atem aus dem Maul.

Obwohl der Hals rot und entzündet,
Der Kranke keinen Schmerz empfindet.

Durch Krämpfe des Ösophagus
Bei fester Speis' er würgen muss;

Kann Flüssigkeiten nur vertragen –
Gefühl des „Absackens" im Magen.

Ob Typhus, Sepsis, Diphtherie,
Baptisia versagt hier nie!

Bei Kindbettfieber und Anginen
Wird schnell es der Genesung dienen;

Bei Scharlach und Dekubitus
Baptisia nimmt den Verdruss!

Barium carbonicum

Bariumcarbonat

Was gut ist für die kleinen Kinder,
Taugt für die Alten auch nicht minder!

So kommt's, dass Bariumcarbonat
Für beide was zu bieten hat:

Speziell im Fall von Skrofulose
Hat Barium Erfolge – große!

Der alte Mensch hat keine Kraft,
Das Kind bleibt klein und zwergenhaft,

Geistig und körperlich zurück –
Auch hier hilft Barium zum Glück!

Glaubst gar du, dein Patient sei dumm –
Gib Barium carbonicum!

Falls ein Säugling nicht gedeihe –
Barium bringt es auf die Reihe!

Der Barium-Mensch ist träg und feige;
Auch, dass er zur Erkältung neige,

Sagt man ihm nach, und dass vor allen
Dingen die Mandeln sind befallen …

An dicken Mandeln muss nicht leiden,
Wer Barium nimmt ein beizeiten.

Doch sind die Mandeln schon geschwollen,
Sie essen nicht, nur trinken wollen;

Barium und Baptisia –
Dies Zeichen ist bei beiden da!

Mangelhafte Körperwärme,
Aufgetriebene Gedärme,

Auffällige Schüchternheit!
Meist sind die Kinder nicht bereit,

Auf fremde Menschen zuzugehen –
Sie bleiben hinter Muttern stehen.

Und geht die Mutter aus der Tür,
Dann schreit das Kind sofort nach ihr.

Die alten skrofulösen Fetten
Kann man mit Barium noch retten;

Bei Rheuma, Gicht und Hämorrhoiden
Ist Barium Erfolg beschieden;

Bei Aneurysma und Sklerose,
Bei Bluthochdruck und Skrofulose,

Vergrößerung der Prostata –
Dafür ist unser Mittel da!

Stört auch der Fußschweiß noch so sehr –
Die Unterdrückung schadet mehr!

Nicht selten mit geschwoll'nen Drüsen
Müssen Patienten dafür büßen!

Sind Drüsen hart und auch das Skrotum?
Dies ist für Barium das Votum!

Belladonna

Atropa Belladonna – Tollkirsche

Die Tollkirsche, ihr kennt sie ja,
Wächst hier in unsern Wäldern nah!

Wenn plötzlich hoch das Fieber steigt,
Ist Belladonna angezeigt!

Die Tollkirsche wirkt schnell und deftig –
Drum ist der Anfall auch so heftig!

Rot und heiß ist das Gesicht,
Aber trinken will er nicht!

Erweitert glänzen die Pupillen,
Rot und geschwollen die Tonsillen.

Trocken ist die Haut und heiß,
Es brennt die Hitze, dampft der Schweiß!

Kann uns die Hitze auch erschrecken –
Der Kranke will sich nicht aufdecken.

Wenn auch im Körper Hitze wallt –
Die Füße bleiben eisekalt!

Voll schlägt der Puls, der Schmerz pulsiert,
Obwohl er glüht: der Kranke friert!

Ihn quälen Halluzinationen –
Er ist schwerkrank und muss sich schonen.

Im Kopf gar starke Schmerzen hämmern –
Verträgt kein Licht, nur schwaches Dämmern.

Überempfindlichkeit der Sinne;
Er wütet, beißt, man denkt, er spinne!

Licht, Stoß, Geräusch verschlimmert nur,
Es glänzt das Auge starr und stur.

Symptom: „Schmerz schlimmer durch Berühren“
Kann uns zu Belladonna führen.

Verträgt nicht Kälte, auch kein Licht,
Und fiebert, wenn die Sonne sticht.

Insofern auch beim Sonnenstich
Tollkirsch-Arznei bewährte sich.

Die Kopfschmerzen sind unerträglich,
Der Kranke leidet ganz unsäglich.

Kitzelt der Husten trocken nachts –
Die Gabe Belladonna macht's:

Wenn man's auch fast nicht glauben mag –
Geheilt ist er am nächsten Tag!

So schnell die Krankheit auch gekommen,
Hat Belladonna sie genommen!

Überall, wo was entzündet,
Ist Tollkirsch-Therapie begründet!

Bedenk': bei Brennen, Hitze, Röten
Ist Belladonna stets vonnöten!

Bellis perennis

Gänseblümchen

Bei Verstauchung und bei Prellung,
Bei Akne, Wundheit, Stasis, Schwellung,

Bei Nerv-Verletzung durch OP,
Bei Muskelschmerzen und Wehweh,

Gelangt die kleine Gänseblume
Zu unbestritten großem Ruhme!

Beschwerden durch sehr kalten Wind
Für Bellis auch ganz typisch sind.

Wundheitsgefühl im Uterus
Und Bauch – bei Bellis fast ein Muss!

Bei schlaffer Bauchmuskulatur
Gib unser Gänseblümchen nur!

Krampfader in der Schwangerschaft
Unfähigkeit zu gehen schafft.

Varizen, welche schmerzhaft schwellen,
Sich häufig noch dazu gesellen.

Hat wer Furunkel überall,
Ist es vielleicht ein Bellis-Fall!

Berberis vulgaris

Berberitze, Sauerdorn

Kennst du die kleine Berberitze?
Sie sticht mit ihrer Dornenspitze –

Und gerade diese Eigenschaft
Gibt Berberis die Heilungskraft!

Gesicht ist blau mit Augenringen,
Die von der Niere Nachricht bringen.

Die Symptome wechseln schnelle,
Der Schmerz strahlt aus zu andrer Stelle.

Dazu kommt: die Symptome wandern
Von einer Region zur andern.

Mal zieht es hier, mal reißt es dort,
Doch stets an einem andern Ort.

Mal ist er hungrig, aber dann
Heißt's, dass er gar nichts essen kann.

Bald hat er Durst, dann wieder nicht,
Doch neigt vor allem er zur Gicht!

Oft von Beschwerden wird gepackt
Der urogenitale Trakt:

Die Niere schmerzt, Urethra brennt,
Bei Menschen, welche korpulent.

Und, weil die Niere stark entzündet,
Der Schmerz in die Urethra mündet.

Urin zeigt Schleim, rot' Sediment
Und Blut – das Wasserlassen brennt!

Den Nierenschmerz, der sticht und schneidet,
Mit Berberis man leicht vermeidet!

Bismuthum

Wismut

Dem Wismutkranken geht es kläglich:
Einsamkeit ist ihm unerträglich!

Nach Gesellschaft schreit der Kranke,
Aber jeder sagt: „Nein, danke!"

Ängstlich, unruhig, unzufrieden,
Gleichmut ist ihm nicht beschieden ...

Sein Gesicht ist tödlich blass –
Den Zahnschmerz bessert kaltes Nass.

Das Zahnfleisch häufig ist geschwollen,
Die Zähne sich oft lockern wollen.

Kopfweh, dann wieder Gastralgie,
Es plagt schmerzhafte Neuralgie.

Sobald es in den Magen kommt
Erbricht er heftig Wasser prompt.

Will sich der Magen füllen eben,
Muss sich der Kranke übergeben.

Isst ein paar Tage er normal,
Von neuem bald beginnt die Qual!

Der Magen brennt, Schweregefühl,
Es bessert Wasser, welches kühl.

Bei Cholera, Sommerinfekt,
Wenn die Verdauung ist defekt,

Der Stuhlgang wässrig, faul, gelbgrau:
Dann trifft Bismuthum ganz genau!

Borax

Natriumtetraborat

Alle Bewegungen nach unten
Sind mit großer Furcht verbunden.

Durch Schaukeln, Treppe-runter-tragen
Kann man das Borax-Kind sehr plagen.

Legt man es gar ins Bett hinein,
Fängt es erbärmlich an zu schrei'n.

Bei Furcht vor plötzlichen Geräuschen
Kann nichts uns mehr darüber täuschen:

Vor Donner- und Pistolenknall
Die Angst führt uns zum Borax-Fall!

Beim Husten Stiche in der Brust –
Die Haare ein verfilzter Wust …

Es schmerzt die Aphte heiß im Mund –
Mit Borax wird der Mensch gesund!

Psoriasis? Erysipel?
Mit Borax gehst du hier nicht fehl!

Bei Stichen in der Fußessohle
Sogleich Globuli Borax hole!

Manchem ward Borax zum Verhängnis:
Es sorgt für leichtere Empfängnis!

Bovista

Riesenbovist

Ach, was kann denn der Bovist
Dafür, dass er so stinkig ist?

Jedoch, er riecht nach Schweiß und Zwiebeln –
Am Steißbeinende Jucken, Griebeln.

Gefühl, als ob vergrößert sei
Der Kopf, und sonst noch allerlei ...

Sein Ungeschick ist wohlbekannt –
Es fällt ihm alles aus der Hand.

Es passt zu Kindern, welche stottern,
Und alten Jungfern, die verlottern,

Herzklopfen und auch Pickel zeigen,
Von Gicht und Rheuma ganz zu schweigen.

Mens schlimmer nachts, tagsüber kaum,
Stattdessen Blut im Zwischenraum.

Kann enge Kleidung nicht vertragen;
Sie drückt sehr störend auf den Magen.

(Dies Symptom ist uns bekannt:
Es ist mit Lachesis verwandt!)

Auf keinen Fall darf man vergessen:
Darmkolik bessert sich durch Essen!

Verschlimmert, wenn's im Sommer heiß.
Im Magen klumpt es kalt wie Eis.

Akne und andre Hautgeschichten
Kann schnell man mit Bovista schlichten.

Bei Flechten, trocken oder feucht,
Hilft der Bovist, so wie uns deucht.

Ekzem und Urtikaria
Verlangen oft nach Bovista!

Bromum

Brom

Erkrankungen der Atemwege,
Schleimrasseln wie von einer Säge,

Sogar das Atmen tut ihm weh –
Doch besser geht's ihm an der See!

Kruppöser Husten, Heiserkeit,
Das Kind ringt hart nach Luft und schreit;

Die Drüsen schwellen hart wie Stein –
Brennender Schmerz hinter'm Brustbein.

Die linksseitige Mumps sogar,
Heilt man mit Bromum wunderbar!

Und bei Larynxdiphterie
Hilfst du mit Bromum – oder nie ...!

Gibst Bromum du bei einem Leiden,
So muss der Kranke Milch vermeiden!

Ist das Herz durch Sport erweitert?
Quält der Furunkel, welcher eitert?

Brom beendet solche Qual:
Es ist das Mittel unsrer Wahl!

Bryonia alba

Zaunrübe

Reizbar, giftig der Patient,
Den man als „Bryonia" kennt!

Typisch beim Bryonia-Fall
Sind Muskelschmerzen überall.

Gelenke: rot, heiß und geschwollen –
Er wird sich nicht bewegen wollen!

Der Schmerz ist stechend oder reißt;
Verschlimmerung, wenn Hitze beißt!

Betritt er gar ein warmes Zimmer,
So wird sein Husten spürbar schlimmer.

Die Brust muss er beim Husten halten,
Doch geht es besser ihm im Kalten.

Nach dem Trinken oder Essen
Scheint ihn der Husten mehr zu stressen,

Denn von extremer Trockenheit
Sind Haut und Schleimhaut jederzeit.

Die Lippen rissig sind und wund;
Sehr starker Durst bei trock'nem Mund.

Das Haar ist schuppig und sehr fett –
Schwäche beim Aufsteh'n aus dem Bett.

Die Mens ist reichlich, früh und rot –
Bei Unterdrückung Kopfschmerz droht!

Wenn statt der Mens die Nase blutet,
Bryonia man gleich vermutet!

Schwer liegt das Steingefühl im Magen,
Aufstoßen bessert diese Plagen.

Sieht Menschen er, die ihm bekannt,
So dreht sich der Patient zur Wand.

Er will in Ruh' gelassen werden,
Denn dieses bessert die Beschwerden.

Alles wird schlimmer durch Bewegung,
Ärger, Kränkung und Erregung.

Darum: nur Ruhe absolut
Tut dem Patienten wirklich gut!

Cactus grandiflorus

Königin der Nacht

In Todesangst scheint sie zu weilen,
Glaubt, ihr Gebrest sei nicht zu heilen!

Und, weil die Angst sie nicht erträgt,
Trauer auf ihr Gemüt sich legt;

Und heftig drückt der stete Frust
Wie ein Gewicht ihr auf die Brust!

Der Körper fühlt sich wie gepresst
Von einem Drahtband, hart und fest.

Den Scheitel drückt die Kopfschmerz-Last;
Das Herz fühlt hart sich angefasst,

Umklammert, wie von Eisenfaust;
Der Blutandrang pulsiert und saust;

Macht Blutergüsse überall,
Und Nasenblutens heft'gen Schwall.

Der Mensch ist untertemperiert,
Das Herz ist schwach, schlecht kompensiert;

Der Blutdruck meistens viel zu niedrig,
Der Kreislauf häufig regelwidrig.

Der Mensfluss aufzuhören pflegt,
Sobald sie sich zu Bette legt ...

Cactus grandi ähnelt drum
Hier Causticum und Lilium.

Schmerzhaft quälen Kontraktionen,
Die Kranke muss sich ständig schonen ...

Kopfschmerz im Klimakterium
Heilt man mit Cactus grandium!

Bei Fieber-Periodizität
Man auch zu Cactus grandi rät.

Calcium carbonicum

Austernkalk

Das Calcium-Kind ist häufig dick,
Auch hat zum Sport es kein Geschick.

Das Haar ist blond, der Teint recht hell –
Der Calcium-Typ ist nicht grad schnell ...

Hände und Füße feucht und kalt,
Plump und gedrungen die Gestalt.

Schwellung der Drüsen und der Mandeln
Sollte mit Calcium man behandeln!

Wenn ein Kind Polypen hat,
So braucht es Calcium carbonat!

Entzündung, Otorrhöe am Ohr
Kommt häufig bei Erkältung vor.

Der Kranke schwitzt des Nachts am Kopf –
Schilddrüsen-Dysfunktion und Kropf!

Erschöpfungszustand körperlich
Und geistig – niemals wirkt er frisch ...

Beim Calcium-Kranken ist gemeint,
Dass Überarbeitung sein Feind.

Sein Thema ist Verlangsamung –
Dem Calcium-Menschen fehlt der Schwung!

Calcium carbonicum wirkt tief
Bei Noxen, die vegetativ!

Konstitionell ist es darum
Ein großes Antipsorikum!

Bei Warzen an Gesicht und Händen
Sollte Calcium man verwenden.

Ein Stimulans für's Periost –
Es mag der Kranke keinen Frost,

Fehlt ihm doch die Lebenswärme –
Blähungen kneifen die Gedärme.

Von schmerzlos-stummer Heiserkeit
Durch Calcium wird der Mensch befreit!

Milchigen Ausfluss bei dem Weibe
Mit Austernkalk sogleich vertreibe!

Der Calcium-Typ verlangt nach Eiern –
Ganz schlecht bekommt ihm nächtlich Feiern...

Kinder, die zu Durchfall neigen,
Oft das Calcium carb.-Bild zeigen;

Sie zahnen spät, und spät sie laufen,
Sind friedlich, wollen selten raufen.

Das Calcium-Kind spielt sehr beschaulich,
Doch isst es oft, was unverdaulich!

Calcium-Patienten häufig neigen
Zur Atemnot beim Treppensteigen;

Sie sind ängstlich und vergesslich,
Anstrengung ist ihnen grässlich!

Beim Leuco-Phlegma-Temperament
Mit Calcium man Erfolge kennt.

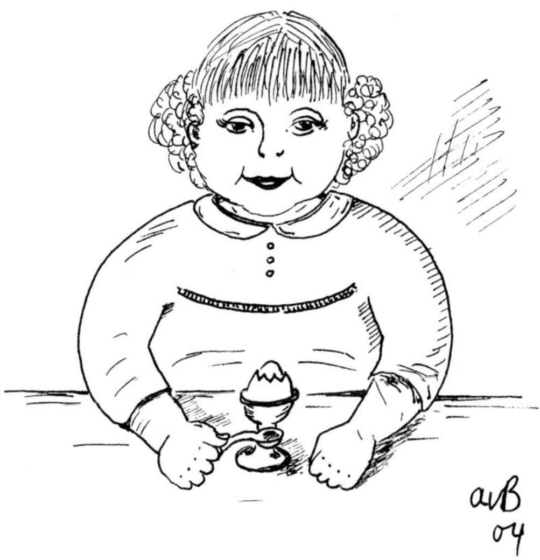

Calcium phosphoricum

Calciumphosphat

Schulkinder, die hochaufgeschossen,
Sind oft von Calcium phos. betroffen.

Konzentration ist meist gestört –
Oft meint man, dass er nicht gut hört.

Sind Schulkopfschmerzen auch dabei,
Ist Calcium phos. die Arzenei!

Beim zarten Hals muss man sich fragen:
Kann der den schweren Kopf auch tragen?

Spät schließen sich die Fontanellen –
Kribbeln fühlt er an vielen Stellen.

An Gelenken, Füßen, Händen,
Taubheit, und Schmerzen in den Lenden.

Dumpf fühlt oft der Kopf sich an,
So dass er gar nichts lernen kann!

Bei Schwächung der Vitalität,
Besonders in der Pubertät!

Das Kind hat ständig Appetit;
Gern nimmt es Wurst und Schinken mit.

Beißt in das Essen es hinein,
Fängt es vor Bauchschmerz an zu schrei'n,

Weil den armen, sauren Magen
Ständig Rülps und Flatus plagen.

Die Verdauung ist geschwächt,
Was sich oft mit Durchfall rächt.

Und besonders bei der Zahnung
Stört heißer Durchfall manche Planung!

Hände und Füße kalt wie Eis,
Die Haut ist blass – nachts kommt der Schweiß.

Die Beschwerden werden immer,
Beim Drandenken fühlbar schlimmer!

Kummer und enttäuschte Liebe
Schwächen seine Lebenstriebe ...

Adenoide Wucherungen
Sind dem Calcium-Bild entsprungen:

Bei Calcium carb. und Calcium phos.
Sind die Polypen meistens groß ...

Im Herbst, bei kaltem, feuchtem Wetter,
Wird Calcium phos. zum Rheuma-Retter!

Bei Knochenbruch und Knochenmark-
Erkrankung zeigt sich Calc. phos. stark!

Camphora

Kampfer

Als Hilfe bei Kollapszustand
Ist Kampfer weithin anerkannt!

Auch bei Cholera und Ruhr,
Unter normaler Temp'ratur.

Der Puls kaum fühlbar, schwach und klein,
Ganz eiskalt muss der Körper sein.

Doch will er die Decke nicht –
Bläulich blass ist sein Gesicht,

Dieweil sich der Blutdruck senkt!
Wenn er an die Krankheit denkt,

Fühlt er besser sich sofort!
Ein Notfall-Herzmittel vor Ort

Ist Camphora zu jeder Zeit –
Auch prophylaktisch stets bereit.

Im Anfangsstadium beim Erkranken
Weist es die Grippe in die Schranken,

Wenn einer fröstelt und auch niest,
Und Schnupfen aus dem Nasloch fließt.

Doch sei's mit Vorsicht angewandt –
Als Antidot ist's auch bekannt

Für homöopathische Arznei –
Und dies ist uns nicht einerlei!

Cannabis indica

Haschisch

Der Haschisch hemmt die Geistesgaben,
Die wir als Menschen gerne haben;

Befördert dafür Einbildungen,
Gefühl von Übersteigerungen.

Was er auch wahrnimmt und empfindet,
In Überdimension entschwindet.

Dies alles macht ihn überschwinglich,
Denn er empfindet nicht mehr dinglich!

Die Zeit erscheint ihm viel zu lange,
Dass er verrückt wird, macht ihm bange ...

Vergesslichkeit muss er ertragen,
Kann Sätze nicht zu Ende sagen.

Weiter sei noch zu erwähnen:
Im Schlafe knirscht er mit den Zähnen.

Gefühl, als mache auf und zu
Man den Schädel ihm im Nu.

Bei vielen schweren Nervenleiden
Ist Cannabis nicht zu vermeiden;

Es dämpft z. B. Epilepsie,
Delirium tremens und Manie.

Cannabis sativa

Hanf

Sexual- und Atemtrakt,
Hornhauttrübung, Katarakt,

Brennen auch beim Wasserlassen
Kann das Mittelbild umfassen.

Bei hartnäckigem Stuhlverstopfen
Kommt vom Urin oft auch kein Tropfen.

Er fühlt starke Müdigkeit
Nach dem Essen allezeit.

Wie nach Überanstrengung
Fehlt ihm oft der rechte Schwung ...

Ein Gefühl wie Wassertropf
Spürt der Patient auf seinem Kopf.

Asthma oder Atemhemmung –
Steht er auf, weicht die Beklemmung!

Cantharis

Spanische Fliege

Alle Schmerzen, welche brennen,
Sind bei Cantharis zu nennen!

Der Harndrang ist meist unerträglich,
Und der Patient fühlt sich recht kläglich ...

Die bekannte spanische Fliege
Errang bei Brennschmerz große Siege!

Auch bei Verbrennung, Sonnenbrand
Ist ihre Wirkung wohlbekannt!

Verschlimmerungen durch Kaffee –
Dann tut alles doppelt weh!

Quälender Durst brennt ihm im Mund,
Doch ist ihm Wasser ungesund.

Schluckbeschwerden hat er immer –
Wasser macht die Beschwerden schlimmer ...

Entzündung innerer Organe
Uns stets an Cantharis gemahne,

Besonders, wenn man sie gefunden,
Mit Blasenreizung eng verbunden.

Kann das Bewusstsein schnell verlieren –
Schaudern nach dem Stuhl und frieren.

Bei Hautbläschen, Erysipel,
Gehst du mit Cantharis nicht fehl!

Unruhe, Brennen noch dazu?
Mit Cantharis gibt's endlich Ruh'!

Und sogar die Nymphomanen
Lenkt Cantharis in andre Bahnen!

Capsicum

Cayennepfeffer

Äußerste Verdrießlichkeit
Zeigt Capsicum uns allezeit.

Faul sind die Leute, fett und rot –
Bei Capsicum ist das Gebot!

Dem Mensch mit lockerem Gewebe
Sogleich Cayennepfeffer gebe!

Frische Luft möcht' gern er meiden –
Reinlichkeit kann er nicht leiden.

Herpes hat er an der Lippe,
Wie geschnürt schmerzt's an der Rippe.

Stomatitis, Mundgeruch,
Der Halsschmerz ist des Rauchers Fluch!

Bei alten Trinkern, Heimwehkranken,
Die im Delirium tremens wanken,

Bei erschöpfter Lebenskraft
Capsicum neue Hoffnung schafft!

Carbo vegetabilis

Holzkohle

Allgemeiner Venenstau,
Und die Haut ist kalt und blau.

Bei geschwächten Lebenskräften
Und Stagnation von allen Säften,

Dass er von Krankheit sich erhole,
Dafür sorgt des Holzes Kohle.

Mangelnde Oxidation
Führt uns zum Mittelbilde schon.

Faul, fett und bewegungsarm –
Dies rächt sich sogleich im Darm:

Langsam, wie es passt zur Stauung
Funktioniert hier die Verdauung ...

Blähungskolik, Flatulenzen,
Die die Gastralgie ergänzen;

Völle, Rülpsen, ranzig-sauer,
Quält den Patienten auf die Dauer.

Darum sicher hasst er auch
Enge Kleidung um den Bauch.

Beschwerden, wenn er fett gegessen,
Kopfweh nach jedem Überessen.

Trotz seiner Kälte aber ruft
Der Kranke stets nach frischer Luft;

Diese muss man zu ihm fächeln –
Vielleicht schenkt er uns dann ein Lächeln?

Causticum

Ätzstoff Hahnemanns

Zusammenziehung aller Sehnen
Muss man bei Causticum erwähnen!

Rheumatisch reißt's in den Gelenken,
Auch an Arthritis kann man denken.

Von rauem Husten, Heiserkeit
Mit Causticum gar bald befreit!

Bei der Geburt die Wehenschwäche
Mit Causticum erfolgreich breche.

Fest-straff die Muskulatur –
Das ist die Causticum-Struktur!

Oft zeigt sie Trauer, Weinen, Bangen,
Nach Sympathie hat sie Verlangen!

Auch, wenn sie selber ohne Kraft,
Für andre gern sie ab sich schafft!

An Augenlidern, Fingerspitzen
Und Nase müssen Warzen sitzen.

Und die oberen Augenlider
Sinken auf die unteren nieder ...

Unwillkürlich Harnabgang
Bei Husten, Niesen, ohne Drang.

Bettwärme bessert alle Leiden –
Klar-kaltes Wetter ist zu meiden!

Chamomilla

Kamille

Als Kindermittel oft verwandt,
Ist Chamomilla wohlbekannt!

Die eine Wange rot und heiß,
Die andre blass und kalt und weiß.

Zahnungsbeschwerden bei den Kindern
Kann Chamomilla meistens lindern!

Reizbar und durstig sind die Kleinen,
Stets hört man jammern sie und weinen,

Und man beruhigt das Baby schwer,
Solang man es nicht trägt umher!

Doch das Kind ist auch nicht still,
Wenn es das kriegt, was es will ...

Chelidonium

Schöllkraut

Als Lebermittel oft verwendet,
Des Schöllkrauts Heilerfolg uns blendet!

Schmerz unter'm rechten Schulterblatt
Der Kranke zu erleiden hat.

Im Auge schimmert gelb das „Weiße" –
Beim Essen zieht er vor das Heiße.

Gelb das Gesicht, die Zunge auch –
Die Gallenkolik schmerzt im Bauch.

Der Stuhlgang hält ihn oft auf Trab –
Durchfall löst die Verstopfung ab.

Neigung zu großer Lethargie –
Rechts über'm Auge Neuralgie.

Gürtelgefühle um den Bauch –
Doch bessert Druck, und Essen auch.

China

Chinarinde

Schwäche und Nervosität
Uns den China-Fall verrät!

Fieber kehrt wieder anfallsweise,
Tags Frösteln, nächtlich schwächen Schweiße.

Hier ist China zweifellos
Ein Mittel hilfreich, stark und groß!

Des China-Kranken schwacher Magen
Kann leider vieles nicht vertragen:

Milch, Obst, Fisch, Bier und sogar Tee
Macht Blähungen, der Bauch tut weh.

Leber und Galle sind gestaut –
Oft bleibt die Nahrung unverdaut.

Husten, erstickender Katarrh,
Der nach der Mahlzeit schlimmer war.

Um die Augen blaue Schatten,
Apathisch scheint er zu ermatten ...

Schlimmer durch leichtestes Berühren –
Druck kann jedoch zu Bess'rung führen.

Cimicifuga

Actea racemosa – Wanzenkraut

Kinderbettwahn statt Babyglück,
Und sie denkt, sie wird verrückt;

Weiß das Leben nicht zu schätzen,
Droht, sich selber zu verletzen.

Eine dunkle Wolke glaubt
Sie schwebend über ihrem Haupt;

Sieht alles schwarz, ist depressiv,
Und auch verstört und regressiv.

Verwirrung breitet bald sich aus.
Wahnvorstellung, dass eine Maus

Rennt unter ihrem Stuhl hervor!
Steigt eine Treppe sie empor,

Wird Ciliarneuralgie noch schlimmer –
Im Liegen ist sie besser immer.

Geistessymptome quälen sie:
Veitstanz, Wahnsinn, Hysterie.

Kreislaufprobleme sie gern plagen:
Sie glaubt, das Herz hört auf zu schlagen,

Causa: Uterus und Ovar;
Erstickung fürchtet sie sogar!

Oft sind die Menses unterdrückt,
Durch das Gefühl, sie wird verrückt.

Entzündet sich der Uterus,
Sie scharfen Schmerz erleiden muss.

Er springt als wie Elektrostrom
Von Hüft- zur Beckenregion.

Die Schwangere gar schnell befreit
Actea von ihrer Schlaflosigkeit,

Verhindert drohenden Abort,
Nimmt Schwangerschaftserbrechen fort.

Von vorzeitigen Weh'n geplagt?
Dann ist Actea angesagt!

Bei Nachwehen im Leist'-Bereich,
Denk' an Cimicifuga gleich.

Vor der Geburt auf alle Fälle
Actea gebt, dann geht es schnelle!

Bei übermäßigem Wochenfluss
Behebt Actea den Verdruss.

Bei Schmerz in Muskeln und Gelenken
Muss auch man an Actea denken.

Bei Muskelkater, Schwellung, Steife,
Sogleich zu diesem Mittel greife.

Der Muskel krampft und schmerzt und sticht
Die Kälte ist's, die ihn anficht!

Das Rückgrat ist empfindlich sehr,
Sodass Klavierspiel fällt ihr schwer.

Actea ist ein guter Esser –
Da und bei Wärme geht's ihr besser.

Cina

Zitwerblüten

Bei Kindern, rosig, fett und groß,
Da hilft Cina ganz famos!

Bohrt in der Nase wegen Jucken –
Im Augenbrauenmuskel Zucken.

Meist ist seine Laune schlecht –
Nichts ist diesem Trotzkopf recht!

Zähneknirschen noch im Schlaf –
Nicht mal nachts ist Cina brav!

Enuresis außerdem –
Dies Kind ist nicht angenehm.

Würmer hat das Kind nicht selten –
Soll man es deswegen schelten?

Hungrig ist's den ganzen Tag –
Immerfort es essen mag.

Schmerzen kommen periodisch
Und das Kind schreit ganz idiotisch.

Husten spastisch, anfallsweise;
Oft erbricht es auch die Speise.

Das Kind vermeidet, dass es spreche,
Damit der Husten nicht ausbreche.

Augenringe zeigt es und
Weiß-blaue Ringe um den Mund.

Bei Fieber Kolik auch im Darm,
Der Kopf ist kalt, die Hände warm;

Der Husten attackiert die Lunge,
Doch sauber bleibt hier stets die Zunge.

Cocculus

Indische Kockelskörner

Bei blonden Frauen, die sensibel,
Heilt Cocculus von manchem Übel!

Besonders in der Schwangerschaft,
Und, wenn die Mens Probleme schafft.

Viel zu schnell, im Sauseschritt,
Vergeht die Zeit, sie kommt nicht mit.

Gefühl von Hohlheit und von Leere,
Von Schwäche, Traurigkeit und Schwere.

Es schwächt die Mens sie ungesund –
Metallischer Geschmack im Mund.

Wie gefüllt mit scharfen Steinen
Will der geblähte Bauch ihr scheinen.

Die Übelkeit wird kaum ertragen,
Schlimmer wird's beim Fahr'n im Wagen.

Kopfschmerz und Schluckauf kommt hinzu –
Auch hier hilft Cocculus im Nu!

Zur Vorbeugung von Seekrankheiten
Gibt man Cocculus beizeiten.

Auch bei Spastik und Parese
Macht Cocculus, dass sie genese!

Colchicum

Herbstzeitlose

Chronisch-gichtige Beschwerden
Mit Colchicum gebessert werden.

Hinfälligkeit und große Schwäche
Folgt dem nächtlichen Gezeche.

Kann Berührung nicht ertragen,
Übelkeit befällt den Magen,

Besonders durch Geruch von Speise!
Innere Kälte wie von Eise.

Verschlimmerung auch durch Bewegung –
Der Kranke meidet jede Regung.

Entzündungen am großen Zeh
Tun dem Patienten schrecklich weh.

Erschöpfungszustand, inn'rer Frost –
Bezug zu Muskeln, Periost.

Betroffne Teile werden rot –
Gallertartiger Schleim im Kot.

Seröse Häute sind betroffen –
Mit Colchicum kann man noch hoffen!

Colocynthis

Kürbisgewächs

Es passt zu reizbaren Personen –
In Kopf und Bauch Beschwerden wohnen.

Sehr bitterer Geschmack im Mund –
Ärger für sie ist ungesund!

Frauen, die reichlich menstruieren
Und dabei recht viel Blut verlieren.

Die sitzend-träge Lebensweise
Verlangt gewöhnlich hohe Preise.

Bei Colocynth die Konsequenz
Heißt gewöhnlich Korpulenz!

Es schmerzt der Bauch wie eingeschnürt,
Schneidende Pein die Kranke spürt.

Der Schmerz, er schneidet wie ein Messer,
Durch Druck und Krümmen wird es besser.

Conium

Schierling

Schon Sokrates, der alte Zecher,
Starb am gift'gen Schierlingsbecher!

Die Lähmung steigt von unten auf –
Dann nimmt das Schicksal seinen Lauf …

Übelkeit befällt den Magen –
Das Atemzentrum will versagen;

Muskelschwäche, steife Beine,
Der Kranke bleibt nicht gern alleine –

Doch ist er, wie sich schon gezeigt,
Auch der Gesellschaft abgeneigt!

Zittern und Schwindel auch dabei?
Conium heißt hier die Arznei!

Man kann die Schwachen und die Alten
Mit Conium auf den Beinen halten.

Crocus sativus

Safran

Extremer Wechsel der Gefühle,
Bald zeigt sie Glück, bald Zorn, bald Kühle.

Schwankt dann von Heiterkeit zu Tränen –
Man könnte sie hysterisch wähnen.

Bei klimakterischen Beschwerden
Darf Crocus nicht vergessen werden:

Wenn statt der Tage Kopfschmerz hämmert
Dem Homöopathen Crocus dämmert.

Sie meint, es schwebe Rauch im Zimmer,
Im Auge reizt es immer schlimmer.

Gefühl im Auge wie nach Weinen –
Wie kalte Luft im Aug' will's scheinen.

Dunkel, fädig klumpt das Blut –
Das Nasenbluten tut nicht gut!

Droht womöglich ein Abort?
Crocus nimmt die Gefahr bald fort!

Bei Beschwerd' in Magen, Bauch
Hilft der Safran meistens auch:

Meint etwas Lebendes zu spüren
Im Bauch, und muss sich ständig rühren.

Auch bei chronischem Verstopfen
Gib' vom Crocus gleich drei Tropfen!

Crotalus horridus

Klapperschlange

Schlangengifte sind gefährlich,
Das Krankheitsbild ist höchst beschwerlich!

Bei Blutzersetzung, Cholera,
Gelbfieber, Pest, Carbuncula,

Bei schwerer Sepsis angewendet,
Crotalus die Gefahr beendet.

Bei hämorrhagischer Diathese
Mit Crotalus recht bald genese!

Langsamer gerinnt das Blut –
Epileptikern tut das gut.

Cuprum metallicum

Kupfer

Bei Konvulsionen und bei Krämpfen
Lässt sich der Schmerz durch Kupfer dämpfen.

Beginnt der Krampf in Zehen, Fingern,
Ist er mit Cuprum zu verringern.

Krämpfe in allen Körperteilen –
Im Unterleib sie gern verweilen

Vor, während und auch nach den Tagen
Kann sie die Schmerzen kaum ertragen,

Sie strahlen aus bis in die Brust,
Die Kranke schreit vor Pein und Frust.

Ist das Syndrom prämenstruell,
Hilft Cuprum unkonventionell!

Bei diesen Frauen will's nicht glücken,
Fußschweiß und Mens zu unterdrücken;

Denn gar bald hat sie gemerkt,
Dass dies die Krämpfe noch verstärkt.

Ist das Gesicht livide, blau,
So denke an die Kupfer-Frau.

Sogar wenn der Patient gesund
Metallischer Geschmack im Mund.

Beim Trinken hört man die Getränken,
Sich gurgelnd in den Magen senken.

Der Cuprum-Typ von Zeit zu Zeit
Fühlt Angst und auch Beklommenheit

Oft ist er mürrisch, boshaft gar,
Und macht sich in Gesellschaft rar.

Die schlechte Laune schlägt zu Buch,
Und kulminiert im Wutausbruch.

Bei epileptisch Anfallskranken
Ist Cuprum manch Erfolg zu danken.

Die Aura fängt an in den Knien,
Um dann nach oben hochzuziehen.

Bei Schluckauf, spastischem Erbrechen
Sollte man gleich von Cuprum sprechen!

Cyclamen

Alpenveilchen

Verdruss und matte Schläfrigkeit
Zeigt bei Cyclamen sich allzeit.

Vor'm Auge Flackern, Sternesehen,
Es schmerzt die Menses wie von Wehen.

Dunkel, reichlich und zu früh,
Macht sie den Damen recht viel Müh'!

Der Schluckauf in der Schwangerschaft
Wird mit Cyclamen abgeschafft!

Salziger Geschmack vom Magen,
Kann fette Speisen nicht vertragen,

Und trinkt sie gar einmal Kaffee –
Sofort rächt sich's mit Diarrhöe!

Digitalis

Fingerhut

Giftig ist der Fingerhut,
Wenn man die Pflanze essen tut.

Doch wird sie potenziert verwandt,
Als Herzmittel gar wohlbekannt.

Ist der Puls zu langsam, schwach,
Hilft Fingerhut dem Herzen nach.

Dilatation, Vorhofgeflimmer?
Man denkt an Digitalis immer!

Unregelmäß'ge Herzaktion
Bei Mitralklappenaffektion.

Empfindlichkeit im Oberbauch,
Die Leber ist vergrößert auch.

Der Stuhl ist weißlich und pastös,
Der Kranke ängstlich und nervös.

Leicht kann er eine Gelbsucht kriegen,
Das Herz schlägt schwach, sogar im Liegen.

Zyanotisch das Gesicht,
Und Anstrengung verträgt er nicht!

Der Kranke muss sich ständig schonen –
Das Herz neigt zu Dilatationen.

Bei Wassersucht, geschwoll'nen Füßen
Wird Digitalis man begrüßen.

Bei Herzzuständen, die beschwerlich
Ist Digitalis unentbehrlich.

Drosera

Drosera rotundifolia – Sonnentau

Klingt die Stimme heiser, rau,
So ist's ein Fall für Sonnentau!

Gefühl, im Hals sei eine Feder
Erwähnt der Kranken fast ein jeder.

Auch der Husten, welcher keucht,
Mit Drosera rasch entfleucht!

Verursacht spastischer Husten Pein,
So muss es wohl Drosera sein!

Verschlimmerung um Mitternacht,
Im Liegen, wenn er singt und lacht.

Kitzelt's trocken in den Kehlen,
Kannst du auf Drosera zählen!

Sprechen kann er nur noch leiser,
Denn er ist entsetzlich heiser!

Auch, wenn sich allzu vieles Sprechen
Mit Dauer-Heiserkeit will rächen –

Etwa beim Redner oder Lehrer
Ist die Symptomatik schwerer!

Im Mittelbild: Asthma beim Reden.
Zum Glück trifft dies Symptom nicht jeden!

Dulcamara

Bittersüß

Ist das Wetter feucht und kalt
Zeigt Bittersüß Beschwerden bald!

Wenn rheumaähnliche Beschwerden
Durch feuchte Kälte schlimmer werden,

Macht Durchfall und Erkältung Pein,
So muss es Dulcamara sein!

Und die Erkältung – wie fatal –
Schlägt auf die Augen jedesmal ...

Der Husten lässt ihr keine Ruh,
Stimmlosigkeit kommt oft dazu.

Die Nase ist verstopft bei Regen –
Ein Sonnenstrahl wär' hier ein Segen!

Bei kalter, feuchter Witterung
Verliert die Kranke allen Schwung.

Ist sie etwa ausgekühlt,
Sie Drang zum Wasserlassen fühlt.

Bei Kälte oder Feuchtigkeit
Ist Blasenkatarrh meist nicht weit.

Die Patientin spürt im Rücken
Schmerz im Kreuz nach langem Bücken.

Der Ausschlag an Gesicht und Armen
Während der Mens ist zum Erbarmen.

Hier wird die Schleimhaut und die Haut
Durch Dulcamara aufgebaut!

Schleimhautabsonderung in Massen –
Die Haut bleibt trocken – kaum zu fassen.

Barfuß in kaltem Wasser waten
Kann sicher der Gesundheit schaden!

Hoch zieht die Kälte in den Bauch,
Bringt Harnverhaltung, Durchfall auch!

Bei heißen Tagen, kalter Nacht
Ist Dulcamara angebracht!

Schnupft das neugeborene Kind,
Hilft Dulcamara ihm geschwind!

Echinacea angustifolia

Schmalblättrige Kegelblume

Es stärkt des Kranken Abwehrkräfte,
Reinigt das Blut und alle Säfte.

Bei Blutvergiftung, Infektionen,
Wird sich des Mittels Einsatz lohnen.

Schlangenbisse, Kindbettfieber?
Nimm Echinacea lieber!

Die Zunge trocken liegt im Mund,
Es vibrieren Lipp' und Schlund.

Sauer stößt es auf vom Magen,
Dieweil ihn Gliederschmerzen plagen.

Die Mandeln purpurn oder schwarz,
Das Exsudat wie graues Harz.

Übel ist ihm, er muss frieren.
Alte Geschwüre, welche schmieren.

Wenn Infektionskrankheit uns schlaucht,
Echinacea wird gebraucht!

Giftpflanzen und Insektenstich
Reizen die Haut oft fürchterlich!

Hier hilft Echinacea wieder,
Hält auch Furunkulose nieder.

Bei Typhus, Gonorrhöe, Furunkel,
Erysipel, Gangrän, Karbunkel,

Auch wenn das Zahnfleisch weicht zurück
Echinacea hilft zum Glück!

Eupatorium perfoliatum

Wasserhanf

Hat die Grippe dich erwischt;
Ist heiß der Kopf, rot das Gesicht,

Fühlst' Gliederschmerzen überall?
Für Eupatorium ein Fall!

Der ganze Körper tut dir weh,
Vom Kopf bis in den kleinen Zeh.

Wenn Heiserkeit und Husten walten
Musst du vor Schmerz den Brustkorb halten.

Schwindel und Kopfschmerz unerträglich
Quälen alsbald dich ganz unsäglich.

Bei großem Durst auf Wasser kalt
Steigt sicher auch das Fieber bald.

Davor stellt starker Frost sich ein,
Schluckauf verursacht große Pein.

Nach dem Frost mit großen Müh'n
Erbrichst du Galle, gelb und grün.

Bei Schweißausbruch die Fieber schwinden,
Es bessert rasch sich das Befinden.

Euphrasia

Augentrost

Der Schnupfen mild, die Träne beißt –
Das Mittel hier Euphrasia heißt!

Akut fließt Schnupfen wässrig, reichlich,
Die Augen brennen unvergleichlich!

Entzündungen der Bindehäute
Befallen die Euphrasia-Leute.

Daneben sollte man erwähnen:
Euphrasia-Kranke häufig gähnen!

Dick sind die Lider und verklebt,
Was ihre Stimmung nicht grad hebt!

Larynx-Katarrh und Hustenreizung,
Verstärkt im warmen Raum mit Heizung.

Der Kranke hustet nur am Tage;
Warum nicht nachts? Das ist die Frage …

Der Schnupfen hält auch nächtens an –
Es niest der Kranke, was er kann!

Im Freien er sich besser fühlt,
Wenn frische Luft die Nase kühlt!

Ferrum metallicum

Eisen

Junge, schwächliche Gestalten
Sollten Eisen stets erhalten,

Besonders, wenn sie leicht erröten,
Ist Ferrum sicherlich vonnöten!

Hypersensibilität
Meist im Vordergrunde steht.

Wenn Röte wechselt rasch mit Blässe:
Hier man Ferrum nicht vergesse.

Bei Erkältung: Brustbeklemmung
Schafft der Atmung eine Hemmung.

Der Kopfschmerz hämmert und pulsiert,
An Händ' und Füßen er leicht friert.

Sieht kräftig aus, doch kriegt er Schwächen
Durch Anstrengung, vom Gehen, Sprechen.

Empfindlich ist des Kranken Magen –
Eier kann er nicht vertragen.

Oft nach dem Essen Übelkeit;
Er fühlt sich elend und er speit.

Es scheint so, dass um Mitternacht
Ihm alles mehr Beschwerden macht.

Verschlimmerung kommt oft durch Schwitzen,
Sowie durch langes Stillesitzen.

Besserung, wenn auf er steht,
Und langsam dann spazieren geht.

Ferrum phosphoricum

Eisenphosphat

Falls irgendwo sich was entzünde,
Mit Ferrum phos. man sich verbünde!

Auch bei Erkältungsinfektionen
Ein Ferrum-phos.-Versuch wird lohnen.

Ein Grippe-Virus geht herum?
Denk' an Ferrum phosphoricum!

Bei Affektionen, Traumata
Ist Ferrum phos. zum Heilen da!

Nervös, empfindlich und asthenisch,
Leicht errötend und anämisch,

Anfälligkeit für Brustinfekte –
Fleisch und Milch ihm niemals schmeckte,

Neigt er gar zu Tbc?
Magert ab, die Brust tut weh?

Der Puls ist rasch und weich und klein?
Dann muss es Ferrum phos. wohl sein!

Ist die Otitis hochakut,
Tut Ferrum phos. dem Kranken gut.

Bei entzündlichen Prozessen,
Sollte niemals man vergessen,

Dass, wenn die Krankheit grad beginnt,
Mit Ferrum phos. man Land gewinnt!

Im ersten Stadium von Fieber
Zu Ferrum phosphor greife lieber!

Gelsemium

Wilder gelber Jasmin

Naht ein Grippal-Infekt heran,
Das Fieber steigt nur langsam an,

Es fröstelt der Patient und niest,
Scharf ist der Schnupfen und er fließt,

Zittrig der Kranke und benommen –
Dann muss man mit Gelsemium kommen!

Kälteschauer ziehen munter
Den Rücken rauf und wieder runter

Dunkelrot ist das Gesicht,
Trotz Fieber dürstet es ihn nicht,

Die Augenlider werden schwer –
Dann muss sogleich Gelsemium her!

Bei Prüfungsangst und Lampenfieber
Dem Kranken gib Gelsemium lieber!

Graphites

Reißblei, Kohlenstoffabart

Wer den Graphit-Typus beschreibt,
Der weiß, dass dieser wohlbeleibt.

Wenn jemand zu Verstopfung neigt,
Ist Kohlenstoff oft angezeigt.

Das Gesicht ist blass und fahl,
Hautaffektionen seine Qual.

Feuchtigkeit sitzt hinter'm Ohr,
Bringt einen Ausschlag gleich hervor.

Nasenekzem, das juckt und brennt,
Man bei Graphit-Patienten kennt.

Bei Ausschlag und Erysipel
Schlägt Graphit bestimmt nicht fehl.

Bei Frauen, welche aus der Form
Gegangen, wirkt es ganz enorm.

Schwellungen in Fuß und Beinen,
Und Musik bringt sie zum Weinen.

Ekzeme auch der Augenlider
Plagen die Kranke immer wieder.

Bei Blähsucht und bei Übelkeit,
Lockern muss sie schnell ihr Kleid.

Doch Verstopfung, Hämorrhoiden
Werden dadurch nicht vermieden.

Verformte Nägel, dick und rau,
Zieren die Graphites-Frau.

Die Mens kommt spärlich und zu spät,
Gussartig Leukorrhöe abgeht.

Kann Heißgetränke nicht vertragen,
Schwer legen sie sich auf den Magen.

Ist jemand fett und fröstelt leicht,
Graphit man therapeutisch reicht.

Hamamelis

Zaubernuss

Als Hauptmittel bei Hämorrhoiden
Ist Zaubernuss Erfolg beschieden.

Auch fördert es die Absorption
Von Blutungen im Auge schon.

Die Hämorrhoiden bluten reichlich,
Die Schleimhaut ist gedehnt und weichlich.

Den Prellschmerz in befall'nen Teilen
Kann man mit Hamamelis heilen.

Menschen mit varikösen Adern,
Die mit ihrem Schicksal hadern,

Kann bei vielerlei Beschwerden
Mit Zaubernuss geholfen werden.

Kranke auch mit offnen Wunden
Mit Hamamelis schnell gesunden!

Helleborus niger

Christrose

Ist die Vitalität geschwächt,
Kommt Helleborus grade recht!

Die Augen weit, und leer sie starren,
Bewusstlos kann er lang verharren.

Die Muskelschwäche schreitet fort,
Und fast gelähmt liegt er nun dort.

Verschlimmerungszeit: vier bis acht.
Er rollt den Kopf, schreit in der Nacht.

Es schwillt der Laut, ist dann vorbei –
Es ist der enzephalitische Schrei.

Helleborus konnt' zuweilen
Akute Meningitis heilen.

Hepar sulfuris

Kalkschwefelleber, Calciumsulfid

Eitert jeder kleine Riss,
So gib' gleich Hepar sulfuris!

Der Charakter schlaff und weich,
Übersensibel ist er gleich,

Hat schlaffe Muskeln, helles Haar,
Der Mensch braucht Hepar, das ist klar.

Abusus von Mercurius?
Hepar macht mit den Folgen Schluss!

Der Mensch hat ungesunde Haut –
Ein fettes Mahl wird schwer verdaut.

Die Eiterung ist sein Problem –
Und das ist nicht sehr angenehm.

Setzt er sich aus dem kühlen Zug,
Ist's für Erkältung schon genug,

Und ist's auch ungerecht verteilt,
Der Schnupfen hat ihn schon ereilt ...

Fließt gelblich-grünlich aus der Nase,
Riecht übel wie ein alter Kase.

Die wunde Nas' zeigt schorfige Krusten,
Der Kranke muss erstickend husten.

Ja, auch die Nasennebenhöhlen-
Entzündungen dürfen nicht fehlen.

Die Schmerzen wie von einem Splitter
Machen den Patienten bitter.

Erleichterung bringt Wärme später,
Durch Mützen oder Kopfdampfbäder.

Als Lympho-Mittel unsrer Wahl
Erleichtert Hepar manche Qual.

Hydrastis

Gelbwurz

Vor allem bei Bronchialkatarrh
Die Gelbwurz ist fast unschlagbar!

Speziell die schwachen, alten Kranken
Haben viel ihr zu verdanken!

Aber nicht nur bei Bronchitis,
Auch bei Schnupfen, Sinusitis,

Überall, wo's schleimig-zäh,
Hydrastis heilt von manchem Weh!

Es fließt Sekret – oh wie fatal –
Dick, fädig, gelb – retrosanal.

Die Zunge schlaff, mit Schleim beschmiert;
Auch ist der Kranke obstipiert;

Hat bitteren Geschmack im Mund,
Und auch die Haut ist ungesund.

Bei Ulzera, auch kanzerösen,
Hydrastis kann vom Schmerz erlösen.

Bei Lupus, Pickeln und auch Pocken
Hydrastis legt den Ausschlag trocken.

Hyoscyamus niger

Bilsenkraut

Schon von der Hexerei vertraut
Ist uns das schwarze Bilsenkraut!

Der Kranke gibt sich gar nicht schön:
Streitsüchtig ist er und obszön.

Unpassendes Verhalten zeigt er,
Zu Schamlosigkeit leider neigt er.

Misstrauen fühlt er, Eifersucht,
Er redet ständig, lacht und flucht.

Fürchtet sich vor Gift und Dolch –
Ja, er ist ein armer Strolch!

Vieles macht ihm Angst und Bang,
Er meint, das Zäpfchen sei zu lang.

Wo Husten nächtlich nervt und stört,
Unsrem Mittel Dank gehört.

Essen verschlechtert, keine Frage,
Besser im Sitzen und am Tage.

Ist Husten schlimmer nachts im Liegen,
Gleich muss das Bilsenkraut er kriegen!

Hypericum

Johanniskraut

Hypericum verdient den Titel
Als unser größtes Nervenmittel!

Verletzte Nerven überall
Sind für Hypericum ein Fall!

Neuritis auch, vor allen Dingen,
Kann bald es zum Verschwinden bringen.

Speziell am Zeh und auch am Finger,
Der Schmerz ist gar kein so geringer!

Gequetschte Finger, Fingerspitzen,
Bei Jucken auf der Haut und Schwitzen,

Wird auch das Essen schlecht verdaut,
Greift gern man zu Johanniskraut!

Bei Steißbeinschmerz und nach OP
Heilt Johanniskraut das Weh!

Seelischer Schockzustand bisweilen
Ist mit Hypericum zu heilen.

Ist einer melancholisch drauf –
Johanniskraut heitert ihn auf!

Ignatia

Ignatiusbohne

Sind Folgen wohl von Kummer da –
Das Mittel heißt Ignatia.

Nervosität schlägt stark zu Buch –
Ein Mittel voller Widerspruch.

Ignatia ist, so wird's gelehrt,
Ein Frauenmittel hochbewährt

Besorgt, verkrampft, so zittert sie,
Ignatia hilft bei Hysterie.

Tabakdunst kann sie nicht ertragen –
Der schlägt ihr gleich auf Kopf und Magen.

Damit sie nicht noch schlimmer leide,
Kaffee sie besser ganz vermeide.

Der Kopfschmerz wird meist so beschrieben,
Als würd' ein Nagel eingetrieben,

In den Kopf, grad an der Seite,
Der Schädel schmerzt in voller Breite.

Auch das Kloßgefühl im Rachen
Ist bei Ignatia nicht zum Lachen.

Gefühl, als sinkt der Magen nieder.
Und unwillkürlich seufzt sie wieder …

Bei Ignatia nicht vergessen:
Symptome bessern sich beim Essen!

Ipecacuanha

Brechwurzel

Die Brechwurzel ist allezeit
Geplagt von steter Übelkeit.

Doch ist die Zunge nicht belegt –
Nein, sie ist sauber wie gefegt.

Übelkeit nach schwerer Nahrung?
Die Brechwurz hilft, sagt die Erfahrung!

Bei Krampfhusten mit Atemnot
Bringt sie die Sache gleich ins Lot.

Rasselt's beim Atmen in der Brust?
Die Brechwurz rasch behebt den Frust!

Leidet wer unter Heiserkeit –
Mit Ipecac. ganz schnell befreit.

Beim Husten zeigt sich Nasenbluten!
Hier muss man Ipecac. vermuten!

Die Menses blutet hell im Guss;
Vom Nabel Schmerz zum Uterus.

Erbrechen in der Schwangerschaft?
Mit Ipecac. bald abgeschafft!

Kalium bichromicum

Kaliumbichromat

Der Kali.-bi.-Typ, wie bekannt,
Wird fett und hellhäutig genannt.

Klebt zäh der Schleim an seinen Zähnen?
Hier muss man Kali.-bi. erwähnen.

Sind Nebenhöhlen infiziert,
Ist unser Mittel indiziert!

An der Nasenwurzel Drücken?
Nimm Kali.-bi. aus freien Stücken.

Schniefen von Babys und von Kindern
Kann Kali.-bi. erfolgreich mindern.

Bei Septum-Perforation
Nimm Kali.-bi., das hilft dann schon!

Auch die Schleimhäute im Mund
Sind hier meistens ungesund.

Bei Ulzera und auch bei Aphten
Sekret bleibt zäh am Gaumen haften,

Wie ausgestanzt der glatte Rand.
Geruchsverlust ist auch bekannt,

Bei Schnupfen mit verstopfter Nase;
Auch wirkt das Mittel auf die Blase:

Wenn es ihn zur Toilette treibt,
Ein Tropfen stets zurück noch bleibt.

Verschlimmerung bei heißem Wetter –
Doch geht's im Kalten auch nicht besser!

Ein zähes, klebriges Sekret
Als Leitsymptom für Kalium steht.

Kalium phosphoricum

Kaliumphosphat

Dieses Mittel macht uns Mut,
Denn es ist für die Nerven gut!

Fast fühlt er sich dahingerafft
Von mangelhafter Nervenkraft ...

Sorgen und Überarbeitung
Nehmen ihm fast allen Schwung.

Schwere Arbeit muss er meiden,
Gesellschaft kann er auch nicht leiden.

Die Zunge wie mit Senf bestrichen,
Der Atem, der dem Mund entwichen,

Muss wohl ziemlich übel riechen –
Der Kranke scheint dahinzusiechen.

Bei zerebraler Anämie,
Da wird ihm so, er weiß nicht wie ...

Wer vom Studieren Kopfweh hat,
Hinfällig ist und schwach und matt,

Wem Aufregung macht alles schlimmer –
Dem hilft Kalium phos. fast immer!

Lac caninum

Hundemilch

Bei Halsentzündung, das ist richtig,
Ist Lac caninum sicher wichtig.

Von **dem** Symptom lass dich nur leiten:
Beschwerden wechseln rasch die Seiten!

Die Krankheiten sind oft gemein:
Sie schleichen fieberlos sich ein.

Der Lac-caninum-Kranke leidet,
Auch Diphtherie er nicht vermeidet.

Auch hier sieht man Symptome wandern
Von einer Seite rasch zur andern.

Bei Entzündungen der Brüste
Man Lac caninum nehmen müsste!

Verschlimmerung durch jeden Stoß,
Die Milch versiegt, der Schreck ist groß!

Lachesis muta

Buschmeisterschlange, giftige Grubenotter

Wer Lachesis sieht an mit Skepsis,
Kennt seine Wirkung nicht bei Sepsis!

Bei Anginen, die entgleisen,
Kann unser Mittel sich beweisen.

Grad, wenn die Lage sehr gefährlich,
Ist Lachesis meist unentbehrlich!

Anginen, die bevorzugt links,
Passen dazu allerdings!

„Ein Schlangengift“, sagen die schlauen
Männer, „passt sicher zu den Frauen!“

Es hilft bei Schweißausbrüchen, drum
Gib es im Klimakterium!

Die Lachesis, man sagt das so,
Ist ganz besonders redefroh!

Und manchmal ist sie gar perfide,
Die Haut ist bläulich, teils livide.

Zu Zeiten auch Melancholie
Und Depression befallen sie.

Bei Menschen, die sie an sich bindet,
Sie häufig Eifersucht empfindet.

Sollte ihr Mann es etwa wagen,
Anderen Frauen nachzujagen,

Wird sie sich das nicht bieten lassen
Und ihn dafür beträchtlich hassen ...

Durch heißes Trinken Schmerz sie spürt,
Sie mag's nicht, wenn man sie berührt.

Berührung stört sie jedenfalls –
Verträgt nichts Enges um den Hals.

Um die Taille und am Bauch
Trägt sie lock're Kleidung auch.

Ledum palustre

Sumpfporst

Bei Stichwunden und auch bei Bissen
Möchte man Ledum nicht vermissen!

Es wurde – stach dich ein Insekt –
Als Gegenmittel früh entdeckt.

Der Sumpfporst war zu jeder Zeit
Bei Zeckenbiss sehr hilfsbereit.

Denn er hilft böse Folgen mildern,
Gar viele Fälle kann man schildern.

Stippen, rot, auf Stirn und Wangen,
Krusten um Mund und Nase prangen.

Wenn diese bei Berührung stechen,
Kann man gleich von Ledum sprechen.

Bei Fußbeschwerden, welche gichtig,
Liegst du mit Ledum immer richtig!

Es schießt der Schmerz durch's ganze Bein,
In die Gelenke auch hinein.

Und zwar besonders in die kleinen.
Schwellung in Knöcheln und auch Beinen.

Verschlimmert Rheuma sich im Warmen,
So reiche Ledum gleich dem Armen!

Man hat mit kalten Anwendungen
Bei Ledum mehr Erfolg errungen.

Von der rheumatischen Diathese
Mit Ledums Hilfe schnell genese!

Lycopodium

Bärlapp

Unter den großen Polychresten
Zählt Lycopodium zu den besten!

Bei Minderwertigkeitskomplexen
Meint man, der Bärlapp könne hexen:

Drei Kügelchen nur eingenommen –
Selbstwertgefühl zurückgekommen!

Passt er sich draußen auch gern an –
Zuhause ist er ein Tyrann,

Der herrschsüchtig bei Kind und Frau;
Das wissen wir nur zu genau!

Gereizt durch jede Kleinigkeit,
Zum Nachgeben fast nie bereit.

Oft zeigt er sich auch überheblich,
Ihm dies zu sagen, ist vergeblich!

Kein Mann bleibt jetzt mehr impotent,
Wenn er Lycopodium kennt!

Wegen schlimmer Hämorrhoiden
Wird der Lokus gern gemieden,

Was sich aber meistens rächt,
Denn die Verdauung ist dann schlecht!

Gelblich blass ist sein Gesicht,
Auch Augenringe fehlen nicht,

Trock'ne Haut und auch Schleimhäute
Haben Lycopodium-Leute.

Akne, Ausschlag und Ekzem
Sind ihnen nicht sehr angenehm.

Selbst Psoriasis zuweilen
Konnte Lycopodium heilen.

Magen, Leber sind gestört,
Dazu kommt, dass er nicht gut hört.

Weil es im Ohr oft summt und dröhnt,
Doch daran hat er sich gewöhnt!

Die Symptomatik im Gedärme
Bewirkt, dass er sich häufig härme.

So wird das Krankheitsbild beschrieben:
Der Leib von Völle aufgetrieben,

Und geht es ihm auch sonst ganz leidlich:
Blähungen sind stets unvermeidlich!

Zu früh ergraut, das Haar fällt aus,
Und abgemagert sieht er aus,

Hat Altersflecken überall –
Es ist ein Lycopodium-Fall!

Magnesium phosphoricum

Magnesiumphosphat

Als Mittel, welches uns entspannt,
Magnesium phos. ist wohlbekannt.

Besonders gut dies Mittel wirkt,
Wo sich Nervosität verbirgt.

Der Mag.-phos.-Typ ist meistens schlank,
Und eigentlich nicht richtig krank.

So wird der Kopfschmerz, den er spürt,
Auf Anspannung zurückgeführt.

Der Schmerz, an dem er häufig leide,
Betreffe meist die rechte Seite.

Krümmt sich der Kranke auch vor Schmerzen –
Nehmt es euch nicht so sehr zu Herzen,

Denn mit Magnesium an der Hand
Ist das Schlimmste schon gebannt!

Alles bessert sich durch Wärme,
Auch Blähungskolik der Gedärme.

Krampfbauchschmerz im Lauf der „Tage" –
Geheilt mit Mag.-phos., keine Frage!

Bei Gallenkoliken sogar
Entspannt Magnesium wunderbar!

Neuralgische Schmerzen in den Ohren
Haben den Schrecken schon verloren.

Auch bei Schmerzen an den Zähnen
Ist unser Mittel zu erwähnen.

Sind besser sie durch Heißgetränke,
Gleich an Magnesium phosphor denke.

In seiner Wirkung – antispastisch –
Magnesium phos. ist ganz phantastisch!

Medorrhinum

Gonokokkeneiter

Es hilft der Gonokokkeneiter
In chronischen Rheumafällen weiter!

Gonorrhöe ward unterdrückt,
Sie hat Angst, sie wird verrückt.

Wer je an Gonorrhöe erkrankt,
Diesem Mittel viel verdankt:

Denn Folgen auch von unterdrückter
Gonorrhöe ganz schnell zerpflückt er,

Schmerzhaft und steif sind die Gelenke?
Sogleich an Medorrhinum denke!

Und beachte: allerdings
Die Schmerzen sind fast immer links.

Nervös erschöpft die Kranke zittert,
Und stets sie Katastrophen wittert,

Die Zeit zu langsam ihr vergeht,
Gespräche oft sie nicht versteht.

Mürrisch, reizbar, ärgerlich,
Idee, sie selbst sei unwirklich.

Unruhig, hastig, stets in Eile –
Auch dies mit Medorrhinum heile!

Tendiert zu Alkohol und Süchten,
Verlangt nach Eis und grünen Früchten.

Von starkem Durst wird sie gequält –
Auch dies zu den Symptomen zählt!

Man soll bei chronischen Frauenleiden
Für Medorrhinum sich entscheiden.

Dysmenorrhöe und Ovaritis,
Sterilität und auch Mastitis,

Die Mens ist übelriechend, dunkel,
Es blühen Akne und Furunkel.

Die Brüste sind entzündet, kalt –
Dann gib ihr Medorrhinum bald.

Es bessern sich Symptome auch,
Liegt die Kranke auf dem Bauch.

Nicht nur bei Frauen, auch beim Mann,
Zeigt Medorrhinum, was es kann:

Bei Mannesschwäche, Impotenz,
Schafft es einen neuen Lenz!

Kinder verkümmert, klein wie Zwerge?
Hier versetzt Medorrhinum Berge!

Bei Enuresis in der Nacht
Hat es die Wende oft gebracht!

Mercurius solubilis

Quecksilber

Wenn einen die Angina quält,
Auf Quecksilber er besser zählt!

Bei bläulich-rot geschwollenen Mandeln
Mit Eiterstippchen muss man handeln:

Ist die Angina wirklich schwer,
Dann muss sofort Mercurius her.

Zungenbelag ist zu erwähnen:
Graugelb mit Eindrücken von Zähnen.

Der Mundgeruch ist unerträglich –
Das ganze Zimmer riecht unsäglich!

Das Zahnfleisch schwammig, ungesund,
Die Nasenöffnungen sind wund;

Und es niest der Kranke prompt,
Sobald er in die Sonne kommt.

Ist die Verdauung auch geschwächt,
Ist Essen ihm doch immer recht,

Denn man kriegt ihn niemals satt,
Weil er immer Hunger hat!

Doch wirkt der Kranke abgezehrt!
Die Speichelsekretion vermehrt;

Bei starkem Durst auf Kaltgetänke
Man an Mercurius stets denke!

Zittern der Beine und der Hände,
Schmerzen im Steißbein und der Lende.

Die Haut des Kranken ist stets feucht,
Reichlicher Schweiß, der klebrig deucht.

Bei Ausschlag, Pusteln und Geschwüren
Den Kranken zu Mercurius führen!

Bei Paralysis agitans
Gib Quecksilber als Adjuvans!

Mezereum

Daphne Mezereum – Seidelbast

Blonden Menschen, die phlegmatisch,
Ist Mezereum oft sympathisch!

Es hilft der gute Seidelbast,
Wenn du Neuralgien hast.

Besonders, wenn sie im Gesicht,
Verlässt dich Mezereum nicht!

Trigeminus und andrer Nerven
Schmerzen kann er unterwerfen.

Als ob ein kalter Wind durch weht,
So ein Gefühl im Ohr entsteht.

Ekzem mit Jucken und mit Brennen
Am ganzen Körper ist zu nennen.

Dazu kommt noch, der arme Tropf
Hat Eiterborken auf dem Kopf!

Kratzt das Kind sich im Gesicht,
Dann ist Mezereum Pflicht!

Hautaffektionen nach dem Impfen?
Gib es, statt auf den Arzt zu schimpfen!

Es brennt das Ulkus scharf im Magen,
Beim Stuhlgang muss er oft versagen.

Bei Mezereum die Beschwerde
Bessert sich am warmen Herde.

Verschlimmerung durch Luft, die kalt?
So gib ihm Mezereum bald!

Natrium chloratum

Kochsalz

Bei Kummerfolge und -beschwerde
Hilft Natrium, das Salz der Erde!

Doch gehst du hin und spendest Trost,
Ist Natrium noch mehr erbost.

Die Haut ist ölig, Haar glänzt fett,
Und schlaflos liegt sie nachts im Bett,

Weil Trennungsschmerz und Angst und Kummer
Ihr rauben den verdienten Schlummer.

Besonders auch beim Urinieren
Scheint der Nat.-mur.-Typ sich zu zieren,

Denn er gibt den Urin nicht frei,
Sobald ein anderer dabei!

Die Knie und auch die Ellenbeugen
Von trock'nen Hautausschlägen zeugen;

Sind diese gar neurodermitisch,
Dann ist die Lage äußerst kritisch!

Schulmädchen, die an Kopfschmerz leiden
Gib lieber Natrium beizeiten!

Von Sonnenauf- bis -untergang
Die Schmerzen dauern, das ist lang!

Salz tut nicht gut, doch liebt sie's sehr,
Und psychisch schlechter geht's am Meer.

Es können jedoch Hautbeschwerden
An der Seeluft besser werden.

Kalt ist meist die Nasenspitze –
Schlecht verträgt sie Trost und Hitze.

Ordentlich und pflichtbewusst –
Wer hätte es nicht gleich gewusst?

Blut steigt zu Kopf, kalt sind die Beine,
Und oftmals ist sie gern alleine.

Beim Husten und beim Geh'n im Trab
Urin geht unwillkürlich ab.

Wenn es knackt in den Gelenken,
Muss an Natrium man denken!

Fieberblasen auf den Lippen,
Stiche in Brust, Leber, Rippen,

Und auch Warzen in den Hand-
Flächen sind gar wohlbekannt.

Unregelmäßige Periode,
Ist bei Kochsalz Frauen-Mode.

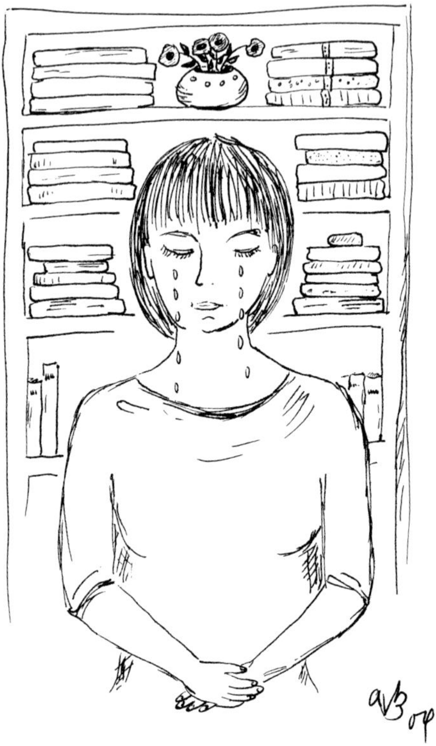

Allzu regelmäßiges Essen
Bekommt ihr schlecht – nicht zu vergessen!

Wenn das Herz vor Kummer brennt,
Ist Natrium **das** Medikament!

Natrium hält alles fest,
Was sich nur irgend halten lässt.

Wie Salz hält Wasser im Gewebe,
So Natrium nach Bindung strebe,

Mit dem Menschen, den es liebt,
Und ihn so leicht nicht frei mehr gibt!

Wer Tod und Trennung nicht verwindet,
In Natrium den Retter findet!

Natrium phosphoricum

Natriumphosphat

Ständig stößt's ihm sauer auf –
Doch dies nimmt er gern in Kauf,

Denn er liebt das Zuckersüße
Auf die Gefahr hin, daß er büße ...

Bei Hyperazidität
Man allgemein zu Nat. phos. rät!

Mundvoll speit er Nahrung aus,
Spuckt und erbricht – es ist ein Graus;

Der ganze Mensch ist übersauer –
Das kann nicht gut geh'n auf die Dauer!

Hepatitis, gelbe Haut,
Gelb uns das Augenweiß anschaut.

Das Auge sondert Eiter ab,
Der dick und goldgelb fließt herab.

Traumloser nächtlicher Erguss –
Im Rücken Schwäche zittern muss.

Es fürchtet sich des Nachts der Kranke
Und sieht Personen statt dem Schranke ...

Natrium sulfuricum

Glaubersalz

Wenn einer wohnt im feuchten Keller
Bekommt er Rheumatismus schneller!

Du willst ihm helfen, und darum
Gib Natrium sulfuricum!

Ist der Magen übersäuert,
Es die Gesundheit rasch erneuert.

Musik mach andre Menschen munter –
Natrium sulf. zieht sie hinunter.

In Stimmungstief und Dyspepsie –
Es wechseln Trauer und Manie.

Bei Nasenbluten an den Tagen
Musst gleich nach Nat. sulf. du fragen!

Weißfluss und GO bei Frauen?
Auf Nat. sulf. kannst du hier bauen!

Wenn das Wetter feucht und kühle,
Bekommt Nat. sulf. Krankheitsgefühle.

Braun ist die Zunge meist belegt –
Bitt'ren Geschmack im Mund sie hegt.

Ist die Patientin stark gebläht,
Mit Nat. sulf. der Wind verweht!

Bei Hepatitis, Darmkatarrh
Nat. sulf. schon immer heilsam war!

Bei Meningitis, die spinal,
Half Nat. sulf. fast jedes Mal!

Nux moschata

Muskatnuss

Dyspepsie und Flatulenzen
Gegenseitig sich ergänzen.

Und was auch nicht zu vergessen:
Blähungskolik nach dem Essen.

Obwohl er weich und gar nicht fest,
Der Stuhl sich nicht entleeren lässt.

An Alumin erinnert diese
Darmschwäche und -paralyse.

Schläfrig ist sie und benommen,
Sogar zur Ohnmacht kann es kommen.

Nichts kann der Muskatnuss behagen,
Traurig ist sie, niedergeschlagen.

Doch wechselt ihre Stimmung schnell –
Nach „dunkel" folgt bald wieder „hell".

Die Trockenheit von Haut, Schleimhäuten,
Fällt auf bei Nux-moschata-Leuten.

Geht Nux moschata gegen Wind,
Verliert die Stimme sie geschwind.

Der Mund ist ausgetrocknet, ach,
Die Zunge klebt am Gaumendach.

Nach Wasser trotzdem kein Bedarf –
Sie isst gern, was gewürzt ist scharf.

Gedanken schwinden ihr beim Schreiben,
Beim Lesen, Sprechen sie nicht bleiben.

Erbrechen in der Schwangerschaft –
Mit Nux moschata abgeschafft.

Nux vomica

Brechnuss

Nux ist ein großes Polycrest,
Das uns im Notfall nicht verlässt!

Unsre schnelllebige Zeit
Ist für Nux vomica bereit!

Nach Arzneimittelmissbrauch,
Bei Blähungskoliken im Bauch,

Nach Überessen, Gastralgien –
Nux lässt Beschwerden schnell entfliehen.

Wenn einer im Beruf gestresst,
Die Arbeit hält ihn immer fest,

Aktiv ist er, nervös und reizbar,
Sein Temperament ist schnell anheizbar,

Der Ehrgeiz treibt ihn ständig an –
Das rechte Mittel für den Mann!

Trinkt Nux vomica Kaffee,
So verstärkt dies prompt sein Weh.

Und doch fühlt sich Nux zu Drogen,
Unwiderstehlich hingezogen.

Bei Kaffee, Wein und Zigarette
Kommt er nachts erst spät zu Bette.

Den Frauen ist, wie sich gezeigt,
Der Nux-Mann auch nicht abgeneigt ...

Am nächsten Tag, der arme Tropf,
Hat leider einen schweren Kopf!

Jedoch bei Alkoholmissbrauch
Und Morgenkater hilft Nux auch!

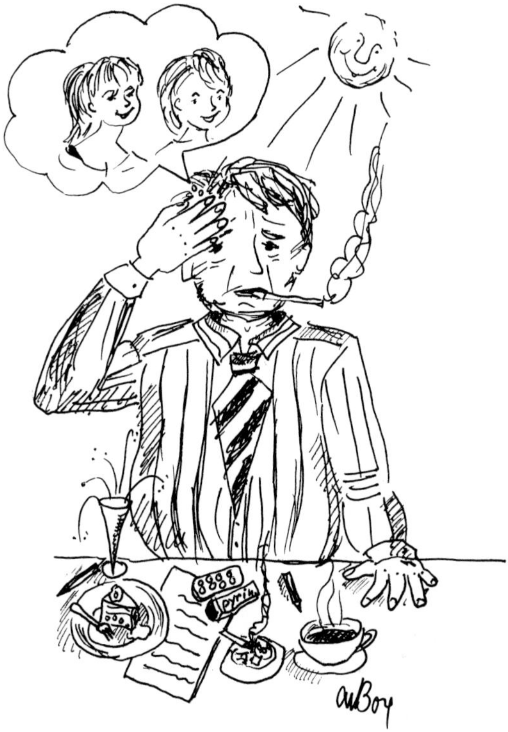

Weil seine Nerven so sensibel,
Ist jeder Reiz für ihn von Übel:

Geruch, Geräusch, Radau und Licht
Bekommen dem Patienten nicht!

Ist er empfindlich auch am Magen –
Fette kann er gut vertragen!

So kann Nux vomica gut essen,
Was Puls. sich könnte nie vermessen!

Dennoch ist dies leider wahr:
Der Stuhldrang meist erfolglos war!

Durchzug kann er nicht vertragen –
Gleich hat der Schnupfen ihn am Kragen;

Die Nase ist verstopft des Nachts
Und draußen – unser Mittel macht's:

Wo heute noch der Schnupfen weilt –
Am nächsten Tag ist er geheilt!

Auch bei Asthma bronchial
Erleichtert unser Nux die Qual,

Vor allem, wenn die Atmung klemmt,
Hat Nux den Fall noch stets gestemmt!

Der Husten führt zu Kopfschmerz auch;
Völlegefühl im Oberbauch.

In der Behandlung auch von Frauen
Versteht Nux, Leiden abzubauen.

Unregelmäßig sind die Tage,
Dysmenorrhöe ergänzt die Plage,

Sie sind zu früh, dauern zu lange,
Den Frauen wird schon manchmal bange,

Die Wehenschmerzen wirken nicht –
Nux bringt den Fall ins Gleichgewicht!

Wo andre fühlen Freud' und Wonne –
Nux kriegt Kopfweh in der Sonne!

Auch wäre hier noch zu erwähnen:
Der Nux-Patient neigt zu Migränen!

Ja, er hat vieles auszusteh'n!
Will er im Bette sich umdreh'n,

Denn kommt er auch dabei ins Schwitzen,
Vor'm Umdreh'n muss er auf erst sitzen.

Vor allem, wenn ihn Ischias quält,
Hat ihm das gerade noch gefehlt!

Ist wer arzneimittelvergiftet
Und schon ziemlich abgedriftet –

Notfalls ist er helfend da
Der Strychnos Nux vomica!!

Opium papaver somniferum

Schlafmohn

Schwer ist's, Opium zu erkennen –
Symptome kann man viele nennen,

Doch wenn diese man beschreibt,
Merkt man, dass nicht viel übrig bleibt,

Weil Fehlen einer Reaktion
Ist leider hier das Hauptsymptom.

Benommenheit und Träumerei,
Leicht fühlt sich an der Kopf dabei.

Es spürt der Kranke keine Schmerzen,
Und nichts nimmt er sich sehr zu Herzen.

Der Atem rasselt, schnarcht und röhrt,
Dass man es schon von weitem hört.

Gesicht ist mahagonibraun,
Blutunterlaufen anzuschaun.

Ein Mittel gut bei Apoplex –
Es fehlt der Pupillarreflex,

Pupillen sind stets kontrahiert.
Der Kranke keine Schmerzen spürt.

Der ganze Körper perlt von Schweiß
bis auf die Beine, welche heiß.

Die Sekretionen sind gehemmt –
Nur Schweiß wird reichlich ausgeschwemmt.

Petroleum

Steinöl

Ein kleines Mittel, das ist richtig,
Doch darum nicht minder wichtig!

Der Kranke glaubt, er muss bald sterben,
Ordnet die Sachen für die Erben.

Reizbar, gekränkt, sorgt sich um alles,
Und fröhlich ist er keines Falles.

Glaubt oft, dass er doppelt sei,
Sein Hinterkopf ist schwer wie Blei;

Beim Aufsteh'n schwindelt es ihn sehr –
Wie wenn er betrunken wär.

Auch ist der Kranke sehgestört;
Dazu kommt, dass er nicht gut hört.

Weitsichtigkeit ist seine Plage –
Er liest mit Brille, keine Frage!

Sobald Aufregung ihn befällt,
Die Krankheit meistens lang anhält.

Im Winter ist er nie gesund,
Die Fingerspitzen rau und wund ...

Beim Fahr'n im Schiff und auch im Wagen
Muss er Übelkeit ertragen;

Und auch, wenn es ihm nicht recht –
Es geht ihm bei Gewitter schlecht!

(Dies Symptom, wie ihr wohl wisst,
wird auch bei Phosphor nicht vermisst!)

Phosphorus

Gelber Phosphor

In asthenischen Personen
Scheint der Phosphor gern zu wohnen.

Meistens ist er groß und schlank
Und sieht gut aus, Gott sei Dank!

Mitleid ist seine große Stärke,
Und hilfreich geht er gleich zu Werke.

Menschen, Tieren, einfach allen
Scheint der Phosphor zu gefallen –

Aufgeschlossen, zugewandt,
Ist uns allen er bekannt.

Doch er hat auch schwache Seiten,
Depressionen, Ängste, Pleiten.

Man wagt nicht, ihn allein zu lassen,
Denn gleich will Todesfurcht ihn fassen;

Und besonders, wenn's gewittert,
Voll Angst der Phosphor-Kranke zittert!

Die Augen blicken hohl uns an,
Mit blauen Ringen angetan.

Manchmal ärgert er sich kräftig;
Kleine Wunden bluten heftig,

Und oftmals können wir entdecken:
Er neigt sehr zu blauen Flecken!

Begeistern lässt sich Phosphor leicht –
Doch fragt es sich, wie weit das reicht!

Das Feuer häufig ist aus Stroh –
Bei Phosphor ist das eben so.

Ein kurzes Schläfchen tut ihm gut –
Gleich ist er frisch und ausgeruht!

Der Phosphor-Frau, kann man vermuten,
Kommt statt der Menses Nasenbluten.

Die Zunge trocken, rot und glatt,
Blutendes Zahnfleisch leicht er hat.

Nach dem Essen muss in großen
Mengen Luft er von sich stoßen.

Und dabei stößt leider auch
Unverdautes auf vom Bauch.

Wo zuviel Salz inkorporiert,
Ist Phosphor gleichfalls indiziert!

Das Liegen auf der rechten Seite
Von manch' Beschwerde ihn befreite;

Und auch die Nahrung, welche kalt,
Bessert die Symptome bald.

Doch liegt er auf der Seite, links,
So geht's ihm schlechter allerdings!

Heiserkeit und Kehlkopfschmerz –
Heftig klopft voll Angst das Herz;

Taub sind manchmal Arm und Hand,
Am Schienbein man Nekrose fand.

Die Wirbelsäule ist zu schwach,
Gelenke geben plötzlich nach …

Als Mittel für diverse Schwächen
Heilte Phosphor manch' Gebrechen!

Phytolacca

Kermesbeere

Bei Anginen, welche schwere,
Denke an die Kermesbeere!

Bei Seitenstrang-Angina rechts
Ist sie stets Sieger des Gefechts!

Der Hals ist dunkelrot, gar blau,
Im Rachen ist's heiß, eng und rau.

Beim Schlucken schießt der Schmerz hervor,
Von Zungenwurzel bis zum Ohr.

Landkartenzunge, rote Spitze,
In Hals und Rachen brennt die Hitze.

Schmerzen wie Elektrowellen
Rheumatisch durch die Glieder schnellen!

Und sogar bei Ziegenpeter
Hilft Phytolacca, das weiß jeder!

Platinum metallicum

Platin

Dies ist ein Mittel für die Damen,
Die wegen Kopfschmerzkrämpfen kamen.

Rechts an der Schläfe eine Stelle
Ist des Schmerzes kleine Quelle.

Die Kranke ist sehr arrogant,
Hat andere Menschen oft verkannt;

Sie glaubt, die and'ren seien schlecht,
Und nur sie selbst hat immer Recht!

Dass dieses sie nicht gleich verrät –
Das ist Platin-Mentalität ...

Wenn physische Symptome schwinden,
Mental sie sich stattdessen finden!

Probleme mit dem Koitus –
Dann nymphomanischer Genuss –

Die Hingabe ist unverbindlich.
Geschlechtsorgane sehr empfindlich!

Trigeminusneuralgische Schmerzen?
Mit Platin kann man aus sie merzen!

Taubheitsgefühle im Gesicht?
Verzichte hier auf Platin nicht!

Voll Heißhunger sie viel verzehrt –
Luft bläht den Magen und es gärt!

Bei Verstopfung während Reisen
Kann Platin man genug kaum preisen!

Denn es bewirkt, dass sich entleert,
Der Stuhl, dem es zuvor verwehrt!

Plumbum metallicum

Blei

Bei Arteriosklerosis
Gib von Plumbum eine Dosis!

Auch bei Muskel-Atrophie,
Zunehmend geistiger Apathie,

Die schreitet fort mit Vehemenz
Bis zur paretischen Demenz!

Ist die Sklerose, die multipel
Mit Blei vielleicht noch reversibel?

Lass nur hier nichts unversucht:
Mit Blei wird manch' Erfolg verbucht!

Bei Ohrenklingen und bei Gicht
Vergiss des Bleies Wirkung nicht!

Das Gedächtnis ist vermindert,
Angst vor Ermordung ihn behindert.

Ölig-fahl glänzt sein Gesicht,
Ständig verliert er an Gewicht.

Blaue Linien zieh'n gleich Bändern
Sich entlang den Zahnfleischrändern.

Im Auge quält ihn das Glaukom,
Die Kolik strahlt aus vom Abdom.

Gefühl, als ob mit einem Band,
Befestigt an der Baucheswand,

Denselben es nach hinten reißt –
Im Darm die Blähungskolik beißt.

Vaginismus ist ein Leiden,
Das bei Frauen zu vermeiden.

Gib nur eine Gabe Blei,
Und die Beschwerden sind vorbei!

Psorinum

Krätze-Nosode

Psorinum fällt auf jederzeit
Durch große Kälteempfindlichkeit.

Sogar an heißen Sommertagen
Will er warme Kleidung tragen.

Das Haar ist trocken, glanzlos, rau,
Die Haut wirkt schmutzig, bräunlich-grau.

Schlecht riecht er sogar nach dem Bad –
Obwohl er sich gewaschen hat!

Tief ist die Melancholie –
Psorinum-Menschen brauchen sie!

Und bedenke dieses mit:
Er tendiert zum Suizid!

An Hautsymptomen fehlt es nicht:
Er hat Ekzeme im Gesicht,

Und besonders um das Ohr
Nässende Borken schau'n hervor.

Um das Ohr juckt das Ekzem –
Dem Kranken ist's unangenehm;

Übel riechen Sekretionen,
Die in seinen Ohren wohnen.

Kopf, Gesicht, Gelenkesbeugen
Von Ausschlag und Ekzemen zeugen;

Herpesartig sind sie häufig –
Dass sie jucken, ist geläufig!

Riechend wie Eier, welche faul,
Stößt er auf, stinkt aus dem Maul.

Hungrig stets, auch in der Nacht,
Sodass vom Hunger er erwacht.

Wenn einer zu Angina neigt,
Ist Psorinum angezeigt,

Denn wenn damit er bewehrt,
Angina nicht mehr wiederkehrt.

Kaffee trink' er nicht ohne Not,
Denn es ist sein Antidot!

Pulsatilla

Pulsatilla pratensis – Küchenschelle

Die Küchenschelle, klein und blau –
Ein Hauptmittel für jede Frau!

Nachgiebig, sanft, und leicht sie weint,
Sobald die Sonne mal nicht scheint.

Sind die Symptome auch verschwommen –
Zuspruch und Trost sind stets willkommen!

Frauen mit mildem, sanften Wesen
Mit Pulsatilla bald genesen ...

Zwar ist sie frostig, eher kühl,
Doch hasst sie's, wenn das Wetter schwül.

Jedoch an kühler, frischer Luft
Sind die Beschwerden schnell verpufft!

Auch ist sie launisch, wetterwendisch,
Und die Symptome wechseln ständig.

Durstlosigkeit – ein Leitgedanke –
Zeigt uns die Pulsatilla-Kranke;

Denn, obwohl ihr Mund so trocken,
Kann kein Getränk sie wirklich locken!

Auch, was das Essen anbelangt,
Ist Pulsatilla leicht erkrankt:

Kann fette Speisen nicht vertragen,
Gebäck und Eis liegt schwer im Magen.

Auch Gerstenkörner, die sie quälen,
Zu Folgen fetten Essens zählen.

Revolte im Verdauungstrakt –
Blähsucht in den Gedärmen zwackt!

Doch ist sie niemals obstipiert –
Der Stuhlgang geht meist wie geschmiert.

Die Tee-Trinkerinnen von Zeit zu Zeit
Beschleicht ein Gefühl von Hinfälligkeit ...

Begann die Störung in der Pubertät,
So ist's für Pulsatilla nie zu spät!

Kommt Husten locker raus am Morgen,
Muss man für Pulsatilla sorgen!

Gelb-grün es aus der Nase eitert,
Die Adern oftmals sind erweitert;

Auch kann sie Hitze nicht ertragen,
Hat Schwierigkeiten mit den Tagen,

Die meist zu spät und auch noch spärlich.
Das Leben scheint ihr sehr gefährlich!

Sie braucht den Mann, sie zu beschützen –
Sie fürchtet ihn – doch kann er nützen!

Gibt man dem Baby Pulsatilla –
Oder ist's doch Chamomilla?

Eins jammert zart, Mitleid erheischend –
Das andre ärgerlich, laut kreischend;

Das Puls.-Kind lässt sich gerne wiegen,
Im Schlaf die Händchen oben liegen ...

So einfach unterscheidet man die beiden:
Pulsatilla möcht man trösten – Chamomilla meiden!

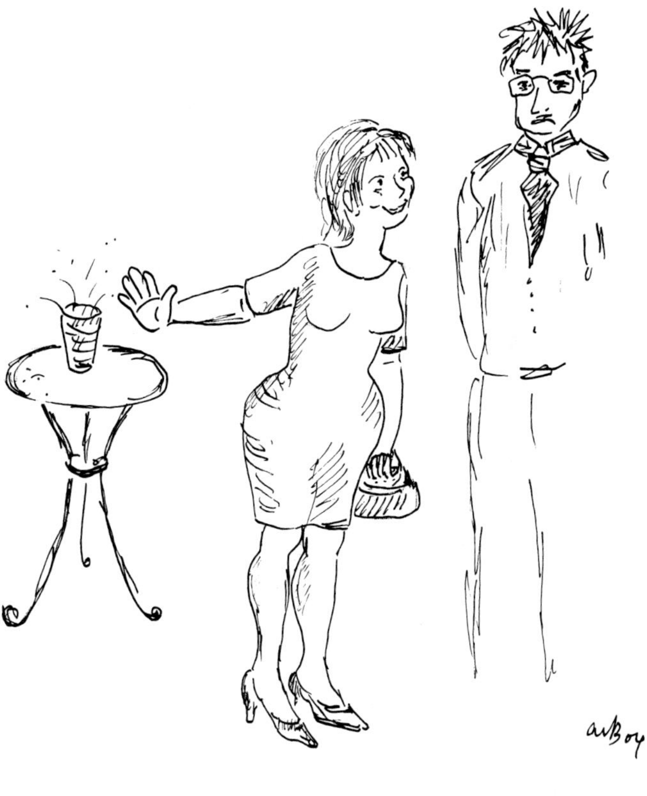

Pyrogenium

Künstliches Sepsin – Extrakt aus faulem Fleisch

Bei schweren septischen Zuständen
Muss Pyrogenium man anwenden!

Bei Kindbettfieber, Ptomain-
Vergiftung greift man zu Sepsin!

Je höher auch das Fieber steigt –
Die Pulsfrequenz doch niedrig bleibt;

Und umgekehrt: das Fieber sinkt –
Der Puls zu Hochfrequenz aufschwingt!

Trotz Fieber friert er, wird nicht heiß,
Hat Schüttelfrost und kalten Schweiß.

Absonderungen stinken greulich;
Auch riecht der Atem ganz abscheulich!

Der Allgemeinzustand ist schlecht –
Hier wäre schnelle Hilfe recht!

Bei Blutvergiftung allgemein
Greift das Sepsin noch rettend ein!

Sogar bei infizierten Wunden
Kann seine Heilkraft es bekunden.

Bei Typhus, Sepsis, Influenz
Hilft Pyrogen mit Vehemenz!

Rhododendron

Alpenrose

Wenn Sturm und feuchtes Wetter naht,
Halt' Rhododendron stets parat!

Der Kopfschmerz tobt, der Sturmwind wimmert,
Durch Wein wird das Symptom verschlimmert!

Wärme bessert nur und Essen –
And'res kann man gleich vergessen ...

Rheumatisch reißt's in den Gelenken?
An Rhododendron muss man denken!

Verschlimmert feuchte Luft und Wind,
Man hier das richt'ge Mittel find!

Dasselbe gilt für Zahnbeschwerden,
Die vor Sturmwind schlimmer werden.

Die Alpenrose, will uns scheinen,
Schläft nur mit gekreuzten Beinen;

Nach Früchten oder wenn es regnet,
Ist sie von Diarrhöe gesegnet;

Gicht hat sie im großen Zeh –
Mehr tut es in der Ruhe weh!

Aber auch bei Hydrozelen
Soll man(n) sich unnötig nicht quälen:

Denn die kleine Alpenrose,
Bringt in Ordnung diese Chose!

Rhus toxicodendron

Giftsumach

Wen Muskel oder Sehne quält,
auf Rhus toxicodendron zählt.

Bei Muskelschmerzen, welche reißen,
Kann Rhus schnell Besserung verheißen.

Als Ursache ist meistens klar,
Dass Nässe mit im Spiele war.

Sind die Gelenke gar geschwollen,
Wird man Rhus tox. probieren wollen.

Hat man nun etwa gar gedacht,
Dass Ruhe Besserung gebracht,

So merkt man schnell: ganz weit gefehlt!
Den Rhus-Patienten Ruhe quält!

Nein! Vielmehr bessert die Bewegung,
Die leicht-kontinuierliche Regung!

Man unterscheidet auf die Schnelle
So Rhus tox. und Bryonia-Fälle!

Bei trock'nen Hustens großer Qual
Kommt Rhus tox. in die engere Wahl;

Bei Heiserkeit, und wenn man denkt:
Die Stimme zu sehr angestrengt!

Hält er die Hände aus dem Bette,
So hustet gleich er um die Wette.

Bei Hautjucken und Nesselsucht
Erfolgreich man Rhus tox. versucht!

Bei Zellulitis, Bläschen, Eiter,
Hilft Rhus in vielen Fällen weiter!

Rumex crispus

Krauser Ampher

Wenn Kitzelhusten reizt im Rachen,
Dann lass nur Rumex crispus machen!

Auch dort, wo sich's verzweigt bronchial,
Kitzelt, reizt es ganz fatal!

Trock'ner Husten in der Nacht
Hat oft ihn um den Schlaf gebracht!

Rau schmerzt es unter'm Schlüsselbein –
Das kann nur Rumex crispus sein!

Wenn er hustet oder niest,
Urin oft unwillkürlich fließt.

Die Schleimhaut ist übersensibel,
Was für den Hustenreiz von Übel.

Wenn er atmet kalte Luft,
Verschlimmerung hervor es ruft!

Isst der Rumex-Kranke Fleisch,
So muss er heftig rülpsen gleich:

Fleisch verursacht Pruritus,
Weshalb er drauf verzichten muss!

Ruta graveolens

Weinraute

Sehnen, Knorpel, Knochenhaut,
Werden von Ruta aufgebaut!

Sind die Knorpel abgenützt,
Regeneration wird unterstützt.

Schmerzhaft verkürzt die Beugesehnen?
Ruta kann sie wieder dehnen!

Ist gereizt die Knochenhaut,
Der Schmerz mit Ruta schnell abflaut!

Schmerzhaft wie nach einer Prellung,
Der Körper ächzt in jeder Stellung.

Schwach, verzweifelt und auch matt,
Im Liegen find' Verschlecht'rung statt.

Besonders auf den kranken Teilen,
Kann sie liegend kaum verweilen.

Nein, sie stets sich dreh' und wende,
Auf dass sie ihre Qual beende!

Wenn die Augen sie anstrengt,
Gleich der Kopfschmerz sie umfängt.

Gestört die Akkomodation,
Beim Lesen, Nähen merkt sie's schon.

Die Augen schmerzen und sich röten,
Hier ist Ruta wohl vonnöten!

Sabadilla

Läusegerste

Die Nase fühlt sich an verstopft,
Doch Schnupfen aus dem Nasloch tropft!

Nasenkatarrh mit Stirnkopfschmerzen
Kann Sabadilla schnell ausmerzen.

Bei Fieber fröstelt sie und friert,
Die Fingernägel deformiert,

Trocken die Haut wie Pergament,
Und Niesen tut sie vehement!

Heißgetränke, warme Nahrung
Bessern sie, sagt die Erfahrung.

Wenn es die Menses unterbricht,
Vergiss nur Sabadilla nicht!

Wenn die Kinder Läuse kriegen –
Mit Sabadill-Essig besiegen!

Aber auch bei Askariden
Ist Sabadill Erfolg beschieden!

Sabina

Sadebaum

Ein Mittel für die Frauenleiden
Nennt Sabina sich bescheiden,

Denn die Neigung zum Abort
Nimmt Sabina mit sich fort.

Auch bei Arthritis und bei Gicht
Verfehlt es seine Wirkung nicht!

Stets reißt sie das Fenster auf,
Zugluft nimmt sie gern in Kauf!

Muss die Schnupfennase laufen,
Kannst du gleich Sabina kaufen!

Und auch, wenn sie spastisch niest,
Schmerz vom Kreuz zum Schambein fließt.

Trock'ne Haut wie Pergament
Man bei Sabina-Frauen kennt;

Und die Nägel sind verhornt,
Deformiert, verdickt, verformt.

Musik ist für sie unerträglich,
Quält und nervt sie ganz unsäglich!

Sambucus nigra

Schwarzer Holunder

Besonders auf die Atemwege
Wirkt die Holunderbeere rege!

Meistens ist der Kranke heiß,
Und reichlich bricht ihm aus der Schweiß.

Die Nase ist verstopft und zu;
Das lässt dem Säugling keine Ruh,

Weil das Trinken es behindert,
Und das Gedeihen so vermindert!

Wenn Kinder schniefen permanent,
Sambucus ist **das** Medikament!

Das Kind wacht fast erstickend auf,
Es wird blau, es setzt sich auf,

Atmen kann es nicht mehr aus,
Und die Luft kriegt es nicht raus!

Wer greift hier noch helfend ein?
Sambucus nigra muss es sein!

Sanguinaria canadensis

Kanadische Blutwurzel

Blutandrang zu Kopf und Brust?
Die Blutwurz ist's, ich hab's gewusst!

Handflächen und Fußsohlen brennen?
Auch hier die Blutwurz ist zu nennen!

Die Schleimhaut reizt sie vehement –
Den Atemwegskatarrh man kennt!

Rechts wird bevorzugt sie befallen,
Hat Rechtsverschlimmerung bei allem.

Butter wird bei ihr gekürzt –
Am liebsten mag sie's scharf gewürzt!

Bei Störungen, die klimakterisch –
Die Hitze wallt, sie wird hysterisch,

Die umschrieb'ne Wangenröte
Zeigt vasomotorische Nöte –

Ist ein Gefühl von Brennen da –
Denk' an Sanguinaria!

Bei Atemwegskatarrh indessen
Soll man die Blutwurz nicht vergessen:

Macht der Katarrh ganz plötzlich Schluss,
Man gleich mit Durchfall rechnen muss!

Secale cornutum

Mutterkorn

Ein Mittel für die alten Frauen,
Die dürr und hager anzuschauen.

Ausgezehrt und blass und fahle
Das Gesicht – es ist Secale!

Abmagerung trotz Appetit –
Der Krampf nimmt die Patientin mit.

Muskulatur ist kontrahiert,
Obwohl sie kalt scheint, sie nicht friert.

Nein, Kälte bessert ihre Lage –
Es ist Secale, keine Frage!

Stinkend sickert dunkles Blut,
Und der Weißfluss riecht nicht gut.

Nasenbluten und Schluckauf,
Ja, sie ist sehr übel drauf!

Choleraartige Stühle,
Obwohl eiskalt, sucht sie die Kühle –

Vor warmen Decken es ihr graut!
Ameisenlaufen in der Haut.

Auch die trockenen Gangräne
Bei Secale man erwähne.

Selenium

Selen

Als Mittel für geschwächte Greise,
Selen hilft sicher, schnell und weise!

Haarausfall an Brauen, Bart,
Trifft den Mann besonders hart!

Auch wenn's im Genitalbereich,
Hilft Selenium ihm sogleich!

Die Libido ist stark vermehrt;
Je heft'ger Frauen er begehrt,

Desto größer wird der Frust,
Denn er bemerkt Potenzverlust!

Chronischer Leberschmerz ist prägend,
Mit Ausschlag in der Lebergegend.

Traurig ist er und o weh!
Besonders schlecht bekommt ihm Tee!

Sobald er sich nicht recht fühlt wohl,
Verlangt es ihn nach Alkohol!

Er raucht, und gleich kriegt er Schluckauf,
Auch stößt es ihm dann ständig auf ...

Heftig klopft's in den Gefäßen,
Als ob dort tausend Herzen säßen,

Welches sich so sehr verbreitet,
Dass der Schlaf darunter leidet.

Wein und besonders auch Chinin
Schwächen und verschlimmern ihn!

Sepia

Tintenfisch

Nun – was tun die Tintenfische,
Damit man sie nicht erwische?

Sprühen Tinte, nicht zu knapp,
Und auch der Nachbar kriegt was ab!

So ist es auch bei Sepia-Frauen:
Meist sind sie zierlich anzuschauen,

Doch Sepia ist auf dieser Welt
Ganz auf Attacke eingestellt!

Meint, ein Angriff voller Schwung
Sei beste Selbstverteidigung ...

Auf die, die ihr am nächsten steh'n,
Kann gleichgültig sie niederseh'n:

Abneigung gegen Mann und Kind,
Die ihr doch sonst am liebsten sind!

Auf Frauen wirkt es, das ist wahr,
Mit dunklen Augen, dunklem Haar.

Macht häufiger Abort Verdruss,
Senkt sich gar der Uterus,

Fühlt sie, dass er nach unten drängt,
Und ist sie auch noch leicht gekränkt?

Dies ist eine Sepia-Frau –
Die Symptomatik zeigt's genau!

Die Mens ist irgendwie gestört?
Auch dies ins Sepia-Bild gehört!

Amenorrhöe, Menorrhagien,
Dysmenorrhöe und Prolapsien,

Bei Schmerz und Angst und jeder Pein
Greift Sepia immer richtig ein!

Haarausfall nach der Schwangerschaft –
Mit Sepia aus der Welt geschafft!

Auch Hitzen in den Wechseljahren
Mit Sepia Besserung erfahren!

Silicea

Kieselsäure, Bergkristall

Ein Mittel, welches langsam wirkt,
Doch tiefe Heilkraft in sich birgt!

Bei Eiterungen und Abszessen
Silicea nicht vergessen!

Auch, wo's nur gering verletzt,
Eitert's übelriechend, ätzt!

Bei alten Fisteln, Eiterungen,
Ist die Heilung stets gelungen.

Und bei Narbenkeloid
Hilft es bei der Lösung mit.

Auch bei Panaritium
Greife zu Silicium!

Seelisch ist sie leicht gehemmt.
Gib Silicea, wenn ein Fremd –

Körper abzustoßen ist –
Es treibt ihn raus, wie ihr wohl wisst!

Bei Abszess in den Gelenken
Der Kranken Silicea schenken!

Sie fürchtet sich vor Nadelspitzen,
Meint, sie könnten ein sie ritzen.

Tatsächlich ist's eine Phobie:
Überall vermutet sie,

Und macht sich die größten Sorgen,
Dass eine Nadel sei verborgen ...

Es mangelt ihr an Lebenswärme;
Verstopfung, Kolik der Gedärme;

Während und auch vor der Mens
Ist die Verstopfung ganz immens!

Die Gestalt ist schmal und zart,
Der Kopf zeigt sich nur dünn behaart.

Die Füße sind so kalt wie Eis,
Entsetzlich stinkt des Fußes Schweiß!

Erschreckt sie aus dem Schlaf erwacht
Und oftmals wandelt sie gar nacht!

Kaum legt sich die Kranke nieder,
So kommt der alte Husten wieder.

Sie meint, ein Haar sei auf der Zunge.
Auch bei Pneumonie der Lunge,

Braucht die Heilung lange Zeit,
Ist Silicea hilfsbereit!

Bei Fingernägeln zu entdecken:
Sie blühen, haben weiße Flecken.

Hat am Kopf sie immer kalt,
Dann gib' Silicea bald!

Ist der Kopf warm eingehüllt,
Sich Silicea besser fühlt!

Ist eigensinnig unser Kind,
Mit Silicea man gewinnt!

Schließt sich spät die Fontanelle,
Ist es der Genesung Quelle!

Dieses Kind will meist nicht malen,
Es hat Affinität zu Zahlen!

Gibt's nach Impfungen Probleme,
Sogleich man Silicea nehme!

Spongia

Meerschwamm

Bei Atemwegserkrankung, schwer,
Verwende gleich den Schwamm vom Meer!

Es bellt der Husten, der kruppös,
Verstärkt, wenn der Patient nervös!

Die Luftwege sind trocken sehr –
Da kommt die Heiserkeit auch her!

Nach Nahrung und Getränk wird's besser,
Denn Spongia ist ein starker Esser!

Der Jodgehalt macht Appetit –
Der Kehlkopfhusten nimmt ihn mit!

Verschlimmerung nach Süßigkeiten –
Sie sollte Spongia vermeiden.

Liegt tief der Kopf im warmen Zimmer,
So wird der Husten immer schlimmer!

Herzklopfen, Angst und Atemnot
Des Nachts – Spongia bringt's ins Lot!

Der Schwamm hilft unkonventionell,
Zuverlässig, prompt und schnell!

Stannum metallicum

Zinn

Zinn zeigt auf der gesamten Fläche
Eine ganz extreme Schwäche!

Die Haut ist kupferfarben, dick,
Apathisch und erschöpft der Blick.

Riecht er den Geruch von Kochen,
So hat von jeher er erbrochen!

In Brust und Kehle große Schwächen
Durch Lachen, Singen oder Sprechen.

Nach trock'nen Hustens heft'gen Müh'n
Kommt etwas Auswurf, süßlich-grün ...

Wegen Erschöpfung er auch scheut
Allen Kontakt mit andern Leut'.

Wer an Tuberkulose litt,
Wird jetzt mit Stannum wieder fit!

Staphisagria

Stephanskraut

Das Stephanskraut ist zu betiteln
Als eines von den Kummermitteln.

Schlimme Folgen gibt's nach Kränkung,
Gebärmutterprolaps und -senkung.

Sind romantische Gefühle
Unterdrückt, so zeigt sich Kühle ...

Die Verhärtung, der Tumor,
Kommt bei Unterdrückung vor.

Gerstenkörner immer wieder?
Mit Stephanskraut hältst du sie nieder!

Die Kranke gibt sich resigniert,
Im Passiven sie sich verliert.

Erregung in der Phantasie
Mündet oft in Onanie.

Ist sexuell sie angeheizt,
So wird die Blase auch gereizt!

Bei jungverheirateten Frauen
Kannst du auf dies Symptom vertrauen.

Auch nach Sexual-Exzessen
Das Stephanskräutlein nicht vergessen,

Weil schlimme Folgen, die dies zeitigt,
Durch Staphisagria beseitigt.

Nach Schnittwunden, Zahnextraktion,
Gib Stephanskraut, dann heilt es schon!

Sind Emotionen unterdrückt,
Mit Stephanskraut die Heilung glückt!

Baust du auch nur einmal Mist,
Der Staph.-Patient dir's nie vergisst –

Trägt das erlitt'ne Ungemach
Dir bis zur letzten Stunde nach!

Sticta pulmonaria

Lungenmoos

Lässt der Husten dich nicht los,
So greife gleich zum Lungenmoos!

Hackt der Husten trocken nachts –
Sticta pulmonaria macht's!

Immer, wenn er atmet ein,
Muss ein Hustenanfall sein!

Ständig muss er Naseputzen,
Welches leider nichts tut nutzen,

Denn wie er auch die Nase reibt,
Die Absond'rung unterbleibt!

Wenn ihn dazu noch Kopfschmerz plagt,
Dann ist Sticta angesagt!

Bei Entzündung in Gelenken
Muss man auch an Sticta denken.

Ist ein Schleimbeutel betroffen,
Kann man mit Sticta wieder hoffen!

Stramonium

Datura Stramonium – Stechapfel

Wer ermisst die Aggressionen
Die da in Stramonium wohnen?

Er redet ohne aufzuhören,
Merkt nicht, dass andre dies könnt' stören,

Wenn er Obszönes spricht zumal –
Fasst er sich stets an's Genital.

Starrt vor sich hin mit wildem Blick
Und findet nicht den Weg zurück

In normales Maß und Ziel –
Den Mitmenschen wird es zuviel!

Auf keinen Zuspruch er mehr hört,
Nein, er wütet und zerstört!

Blickt er auf Wasseroberflächen,
Gleich muss der Wutanfall ausbrechen,

Denn ausgelöst wird ja durch sie
Des Stechapfels Hydrophobie!

Gegenstände, welche glänzen,
Die Verschlimmerung ergänzen …

Zu seiner Angst vor Einsamkeit
Kommt noch die Furcht vor Dunkelheit;

Es bleibt der Kranke nicht allein –
Licht muss und Gesellschaft sein!

Sulfur

Schwefel

Der Schwefel ist, das sprach sich rum,
Das große Antipsorikum!

Immer ist es ihm zu warm!
Nächtens streckt er Bein und Arm

Und die Füße aus der Decke,
Auf dass die Hitze ihn nicht wecke.

Und, weil er so hitzig drauf,
Reißt er stets die Fenster auf.

Ob andre er dabei vergisst,
Stört nicht, denn er ist Egoist!

Die Haut ist trocken, ungesund,
Juckt und brennt, wird häufig wund!

'S gibt kaum ein Hautleiden hienieden,
Das Sulfur wäre nicht beschieden ...

Pickel, Ausschlag, Dermatitis,
Herpes und Neurodermits

Sind nur einige der vielen,
Die den Sulfur-Typ befielen ...

Sein Haar wirkt ungepflegt und struppig,
Sein Umgangston ist manchmal ruppig.

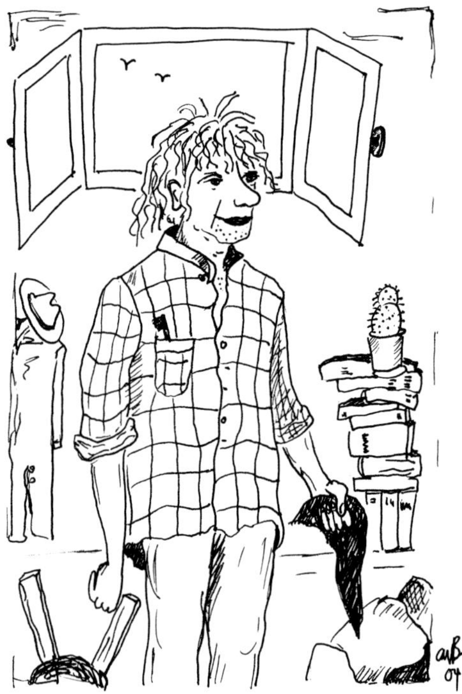

Es riecht der Sulfur immer schlecht –
Ganz egal, ob er sich wäscht!

Doch tut er dieses auch nicht gern,
Hält sich vielmehr vom Wasser fern!

Jedermann, der Sulfur kennt,
Weiß von seinem Temperament:

Er explodiert, er wütet, schreit,
Als wäre er nicht recht gescheit!

Es gibt etwas, das er nicht kennt:
Ein Wörtchen, das man Ordnung nennt.

In seiner Wohnung, das ist klar,
Da herrscht das Chaos immerdar!

Sein Schreibtisch ist buchüberhäuft,
In Schreibarbeit er fast ersäuft ...

Doch weil's am roten Faden mangelt,
Er auch hier vergebens rangelt ...

Für den Professor, der vergesslich
Ist Sulfur einfach unerlässlich!

Heutzutag, wir wissen's ja,
Nimmt jeder Antibiotika.

Die Krankheit wird hier unterdrückt,
Was allopathisch auch oft glückt!

Doch bald darauf, an andrer Stelle,
Wird dies zu neuer Leiden Quelle!

Wenn Unterdrückung Folgen zeitigt –
Durch Sulfur werden sie beseitigt!

Thuja

Lebensbaum

Der griesgrämige Lebensbaum –
Was Offenheit ist, weiß er kaum!

Die Probleme sind vielfältig:
Leider ist er hinterhältig!

Begegne ihm mit Vorbehalt,
Denn er ist berechnend, kalt!

Draußen verhält er sich meist nett,
Angepasst und ganz adrett;

Daheim jedoch die Maske fällt –
Das Eheleben ist vergällt!

Desgleichen kann man häufig seh'n
Die Ausbreitung fixer Ideen:

Er glaubt, dass neben ihm wer gehe,
Auch, wenn niemand in der Nähe ...

Und der Kranke meint tatsächlich:
Seine Beine sei'n zerbrechlich ...

Wenn er Musik hört, muss er weinen,
Beginnt zu zittern, will uns scheinen.

Oft die Kranken denken auch,
Es sei etwas in ihrem Bauch,

Das da lebt und sich bewegt,
Und auf manche Weise regt.

Als Warzenmittel, oft genannt,
Ist Thuja allerseits bekannt!

Feigwarzen, Kondylomata?
Thuja ist therapeutisch da!

Ausschläge an bedeckten Teilen?
Mit Thuja schnell und sicher heilen!

Auch gut bei Lichen ruber planus!
Die Hämorrhoide schwillt am Anus!

Bei Impfungsfolgen, welche böse,
Sogleich den Fall mit Thuja löse!

Tuberculinum

Tuberkulose-Nosode

Tuberculinum, das ist klar,
Ist einfach unberechenbar!

Der Typ ist schlank und muskulös,
Und außerdem auch recht nervös!

Was los ist, weiß man nie genau –
Grundlos beschimpft er seine Frau …

Tuberculinum allezeit
Fühlt große Unzufriedenheit;

Die innere Spannung tut nicht gut –
Sie mündet in Zerstörungswut!

Ja, manchmal wirkt er diabolisch,
Doch bald darauf schon melancholisch.

Die Furcht vor Katzen und vor Hunden
Wird von dem Kranken nie verwunden.

Tuberculinum ist unstet –
Von einem Ort zum andern geht.

Doch nirgends findet er den Frieden –
Denn Ruhe ist ihm nicht beschieden.

Was Beziehungen betrifft:
Als Partner ist er wie ein Gift,

Weil die Unzuverlässigkeit
Sich auch auf **dem** Gebiet macht breit!

So sehr ihn auch der Hunger plagt –
Den Fleischgenuss er sich versagt.

Kalte Milch dagegen trinkt
Er, sobald es ihm gelingt.

Gelenkrheumata ganz akut?
Tuberculinum tut hier gut!

Bei geschwoll'nen, dicken Mandeln
Muss man homöopathisch handeln,

Auch bei Bronchopneumonie
Versagt Tuberculinum nie,

Wenn das Mittel gut gewählt –
Erfahrung hier am meisten zählt!

Auch das Schwitzen in der Nacht
Hat auf das Mittel uns gebracht!

Veratrum album

Weiße Nieswurz

Wenn der Kreislauf kollabiert,
Wenn die Kranke fröstelt, friert,

Kalter Schweiß die Stirn bedeckt,
Die Wahnidee tief in ihr steckt,

Es drohe Unheil, groß und schwer –
Dann muss sofort Veratrum her!

Eiskalt und erschöpft die Frau,
Das Gesicht wird blass, fast blau;

Die Nase ist sehr spitz und kalt,
Und eine Ohnmacht drohet bald!

Sie erbricht, stark und gewaltig,
Der Durchfall ist meist wasserhaltig.

Hat Durst auf kaltes Wasser sehr –
Doch gleich erbricht sie wieder schwer!

Auch bei Magen-Darm-Infekt
Die Nieswurz die Symptome deckt.

Wird's jemand schlecht bei Autofahrten,
Muss mit der Nieswurz man aufwarten!

Doch plötzlich, man weiß auch nicht wie,
Wird aus der Schwäche die Manie!

Auch Hyperaktivität
Für Veratrum album steht!

Zincum

Zink

Ein Mittel für den Untertan,
Der lebt im Recht- und Ordnungswahn.

Wer in totalitären Staaten,
Dem sollte man zu Zincum raten!

Ist Kreatives unterdrückt,
Die Heilung meist mit Zincum glückt.

Er glaubt, er habe ein Verbrechen
Begangen, was sich werde rächen;

Und fürchtet stets, er müsse büßen,
Man sieht's an ruhelosen Füßen.

Zittern, Zucken und auch Schwäche
Der Beine stets für Zincum spreche!

Der Tag-Nacht-Rhythmus alldieweil
Verkehrt sich in sein Gegenteil:

Tags ist er müd' die ganze Zeit,
Nachts zur Aktivität bereit.

Wein bekommt ihm furchtbar schlecht;
Die Gier beim Essen auch sich rächt:

Selbst wenn er wenig zu sich nahm,
Es oft zu Magengrimmen kam:

Schmerz unter'm Nabel, Dyspepsie,
Blähungskolik, Tympanie.

Nur im Sitzen, nicht im Liegen,
Und beim Sich-nach-rückwärts-Biegen

Kann er den Urin entleeren,
Hysterie kann dies erschweren.

Krampfadern schlängeln an den Beinen –
Ein Fall für Zincum, will uns scheinen!

Bekam er Psychopharmaka,
Ist Zincum für die Folgen da!

Ward ein Mann sterilisiert,
Ist Zink als Heiler etabliert!

Sachverzeichnis

Was ist das Gegenstück zu einer Zitrone?

Preisänderungen und Irrtum vorbehalten (Stand: 2/08). €-Preise gültig in Deutschland.

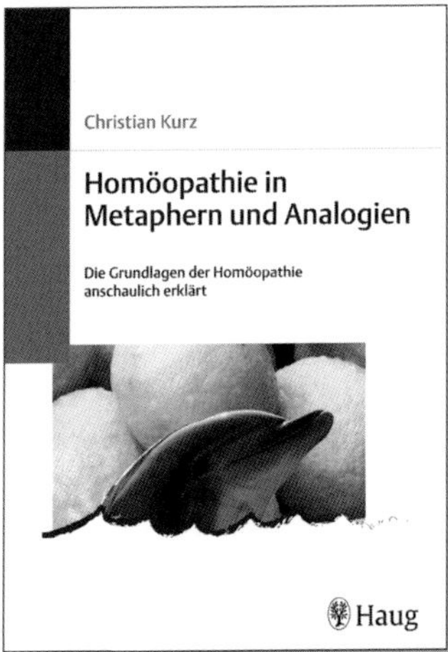

C. Kurz
Homöopathie in Metaphern und Analogien
Die Grundlagen der Homöopathie anschaulich erklärt

2006, 181 S., 40 Abb., 5 Tab., geb.
€ [D] 29,95
ISBN 978-3-8304-7224-7

Was ist das Gegenstück zu einer Zitrone? Ein Delphin? Eine Melone? Und was bedeutet das für das Ähnlichkeitsgesetz und die Grundlagen des Heilens? Dieses Buch liefert Ihnen neue, oft verblüffende Einsichten in die Grundlagen der Homöopathie. Jedes Kapitel widmet sich einer konzeptionellen Säule der Homöopathie – anschaulich erklärt in einer Analogie, einem Bild oder einem kleinen Experiment. Die oft schwer greifbaren Grundlagen der Homöopathie lassen sich so besser verstehen.

„*Einfach und flüssig geschrieben, schlüssig erklärt, ist dies ein Lehrbuch ganz anderer Art, nicht systematisch, aber anschaulich im doppelten Wortsinn: Bilder und Sprachbilder, die zu einem tiefen Verständnis der Homöopathie führen können.*“
[Allgemeine Homöopathische Zeitung 5/06]

Medizinverlage Stuttgart GmbH & Co. KG
Oswald-Hesse-Str. 50
70469 Stuttgart
Telefon 0711/8931-900
Fax 0711/8931-901
www.medizinverlage.de
kundenservice@thieme.de

Haug

Akute und chronische Fälle mit Lösungsweg

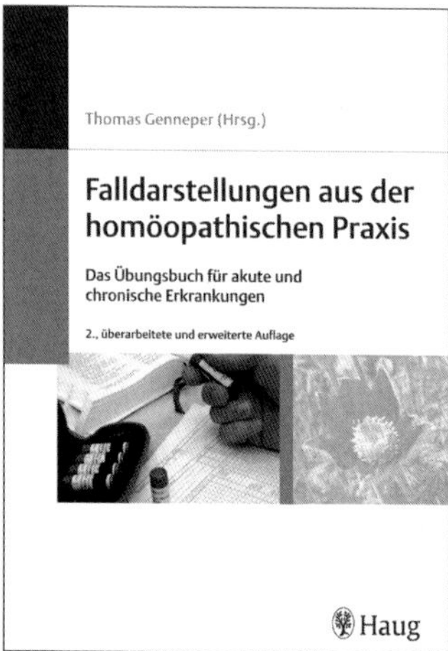

T. Genneper (Hrsg.)
Falldarstellungen aus der homöopathischen Praxis
Das Übungsbuch für akute und chronische Erkrankungen
2., überarbeitete und erweiterte Auflage 2007
221 S., kt.
€ [D] 29,95
ISBN 978-3-8304-7246-9

Die korrekte Fallanalyse ist die Basis jeder erfolgreichen Praxis. In systematischer Form werden hier 38 akute und chronische Fälle mit Lösungsweg dargestellt. Sie werden didaktisch bei der Erarbeitung der Fälle angeleitet. Alle Arbeitsschritte sind konsequent aufgeführt: von der Fallaufnahme zur Gewichtung der Symptome über die Repertorisation zur begründeten Wahl des Mittels und zum Mittelabgleich anhand der Materia medica.
Neu in der zweiten Auflage: Ergänzung von Fällen, die im Laufe einer Behandlung ein Zwischen- oder Folgemittel benötigen.

Preisänderungen und Irrtum vorbehalten (Stand: 2/08). €-Preise gültig in Deutschland.

Medizinverlage Stuttgart GmbH & Co. KG
Oswald-Hesse-Str. 50
70469 Stuttgart
Telefon 0711/8931-900
Fax 0711/8931-901
www.medizinverlage.de
kundenservice@thieme.de

Haug